RAPPORT

A LA

IXE CONFÉRENCE INTERNATIONALE CONTRE LA TUBERCULOSE

BRUXELLES 1910

Sur les voies conceptionnelle et transpla= centaire de pénétration de la Tuber= culose (Hérédo-tuberculose).

Sur les Prédispositions à la Tuberculose.

PAR

Le Professeur **L. LANDOUZY** (Paris)

PARIS

MASSON ET Cte, ÉDITEURS

LIBRAIRES DE L'ACADÉMIE DE MÉDECINE

120, Boulevard Saint-Germain

1910

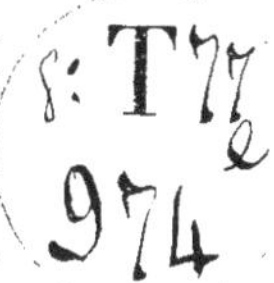

RAPPORT

A LA

IXe CONFÉRENCE INTERNATIONALE CONTRE LA TUBERCULOSE

BRUXELLES 1910

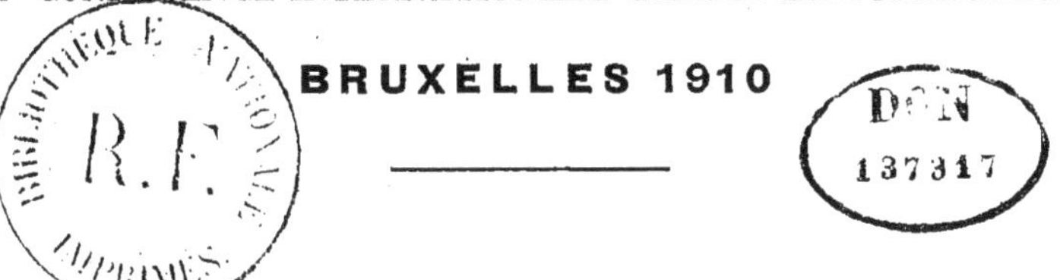

Sur les voies conceptionnelle et transpla=centaire de pénétration de la Tuber=culose (Hérédo-tuberculose).

Sur les Prédispositions à la Tuberculose.

PAR

Le Professeur **L. LANDOUZY** (Paris)

PARIS

MASSON ET Cie, ÉDITEURS

LIBRAIRES DE L'ACADÉMIE DE MÉDECINE

120, Boulevard Saint-Germain

1910

CLINIQUE ET MÉDECINE EXPÉRIMENTALE

Bacillo-tuberculose congénitale, humaine et animale.

Hérédité de graine (hérédité bacillaire) ; Hérédité de terrain (hérédité dystrophiante).

Bacillo-tuberculose conceptionnelle.

Paternelle : par imprégnation toxi-infectieuse du spermatozoïde ?

Maternelle : par imprégnation toxi-infectieuse de l'ovule, depuis l'ovisac, jusqu'à l'enveloppement de l'œuf par la caduque.

Bacillo-tuberculose transplacentaire.

Pendant la vie intra-utérine.

Pendant l'accouchement.

pouvant aboutir à des viciations : humorales, organiques et fonctionnelles, conditionnant

une symptomatologie bacillo-tuberculeuse :
a) folliculaire ;
b) non folliculaire.
Hérédité de graine.

une symptomatologie faite toute de dystrophie.
Hérédité de terrain.

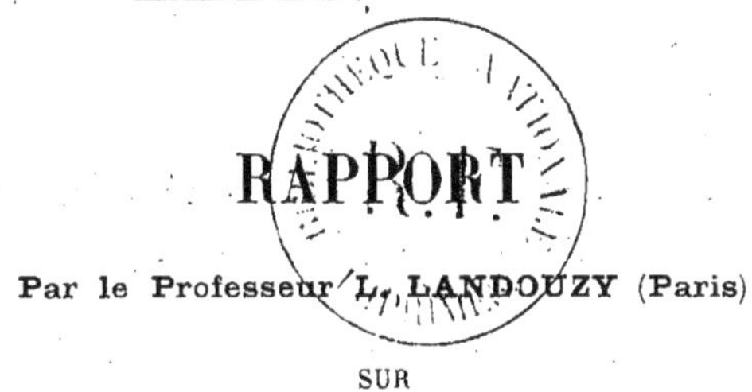

RAPPORT

Par le Professeur L. LANDOUZY (Paris)

SUR

Les voies conceptionnelle et transplacentaire de pénétration de la Tuberculose (Tuberculose congénitale) ;

HÉRÉDO-TUBERCULOSE
{ Hérédité de graine (hérédité bacillaire) ;
{ Hérédité de terrain (hérédité dystrophiante).

Les Prédispositions à la Tuberculose,

du fait de terrains viciés, innés ou acquis.

Je rappelle, tout d'abord, que la question portée à l'ordre du jour de la IXᵉ Conférence internationale est la suite des Études abordées, en 1907, à la Conférence de Vienne, sur les **Voies de pénétration** de la Tuberculose, alors que, au nom de la Médecine expérimentale, **A. Calmette** venait justement réclamer contre la doctrine trop exclusive de la pénétration de la Tuberculose par les voies respiratoires.

Chargé du Rapport[1] à Vienne, je terminais l'exposé de la question en montrant que, à côté des voies majeures de pénétration de la Tuberculose représentées par la Respiration et la Digestion, il en était une autre dont l'intérêt doctrinal et pratique réclamait l'étude, je visais la **Voie conceptionnelle**.

De la contamination bacillaire possible de l'œuf et du fœtus, concluais-je, découle l'hérédo-tuberculose, tout comme, *mutatis mutandis*, de la contamination par le spirochète, découlent l'Hérédo-syphilis typique, et l'Hérédité dite parasyphilitique, qui s'affirme par des

---

[1]. **L. Landouzy** : Rapport sur les voies de pénétration de la Tuberculose, in *Revue de la Tuberculose de Paris*, numéro d'octobre 1907.

pathies organiques et fonctionnelles dont les travaux de **O. Lannelongue** et d'**Alfred Fournier** nous ont appris à reconnaître la nature.

A la naissance, chez l'homme, comme chez les bovidés, l'hérédo-tuberculose est exceptionnelle, disais-je, si on compte seulement avec les formes acceptées comme typiques : celles dans lesquelles, par exemple, ont été vus, soit les follicules tuberculeux, soit les bacilles de Koch. Par contre, assez fréquente s'observe une dystrophie native pouvant imprimer aux héritiers de phtisiques des tares organiques et fonctionnelles, créant chez eux des **états constitutionnels.**

Ce fait, du reste, échappait si peu à la sagacité de certains Phtisiologues du xviiie siècle, qu'il leur faisait admettre — par comparaison avec la diathèse scrofuleuse — la transmissibilité héréditaire de la phtisie, « comme des scrofules, qui viennent ailleurs qu'aux poumons ». Inutile, en passant, de remarquer combien notre Humorisme moderne (si ce n'est dans les interprétations pathogéniques) trouvera peu à reprendre dans cette conception ancienne.

Cette question de la tuberculose congénitale demeure donc l'une des plus intéressantes de la Phtisiologie, d'autant que, sous l'influence des idées contagionnistes qui, à bon droit, mènent la Clinique, on semblerait vouloir rayer de l'étiologie tuberculeuse, l'Hérédité. Nos anciens ne croyaient qu'à l'Hérédité; assurément leurs petits-fils, n'ayant d'yeux que pour la contagion acquise, tombent-ils en excès opposé : quand ils ne savent pas, dans la débilité congénitale de l'enfant, reconnaître l'hérédité de constitution; quand, dans la lignée disqualifiée de certains phtisiques, ils n'aperçoivent pas l'abâtardissement de l'individu, l'amoindrissement de la famille et la dégénérescence de la race. La tuberculose n'est-elle pas, avec la Syphilis et l'Alcoolisme, une des trois forces destructives de l'individu, autant que de l'espèce ?

Voilà pourquoi, jugeant, que les questions de **la voie conceptionnelle de pénétration** du virus tuberculeux, et des **prédispositions,** se fondaient l'une dans l'autre, la VIe Conférence décidait que ces problèmes feraient l'objet d'un **Rapport** spécial. Elle renvoyait cette étude à des délais suffisamment éloignés pour que, médecins et expérimentateurs, nous puissions, entre notre réunion de Vienne et la Conférence de Bruxelles, avoir le temps d'éclairer les inconnues d'un problème dont la solution intéresse la vigueur des générations nouvelles, autant que la vitalité de la race.

C'est ce **Rapport** que je soumets à la discussion des Maîtres avertis dont les travaux ont jeté déjà des clartés sur le sujet.

Sans rien méconnaître de la difficulté des deux problèmes que j'ai reçu mission d'exposer ; sans rien méconnaître des insuffisances de mon Rapport, je le présente avec la satisfaction qui m'est offerte de montrer, en cette question, combien grande a été la part de la Science française.

*
* *

Je ne surprendrai personne en rappelant que, jusqu'au milieu du xixᵉ siècle, la question de la voie conceptionnelle — qui soulève aujourd'hui tant de discussions passionnantes — ne se posait même pas.

C'était l'époque où, de tradition, les meilleurs auteurs enseignaient que la Phtisie était une **diathèse** héréditaire, à savoir une manière d'être, transmise par les parents à l'enfant, au même titre que le diabète, la goutte et les névroses. Les théories de **Frank**, de **Sauvages**, de **Beaumès** en France ; de **Hufeland**, à Berlin, vers la fin du xviiiᵉ siècle ; de **Bailly** en Angleterre ; de **Wetter** à Vienne ; de **Schonlein**, de **Buhl** à Munich ; de **Portal**, de **Laënnec**, de **Pierre Louis**, de **Lugol**, d'**Hérard** et de **Cornil** en France, accordaient tout, ou presque tout, à l'Hérédité, sans s'apercevoir[1] que ce dont héritait la lignée des poitrinaires, c'était des conditions de *circumfusa*, de *respirata* et d'*ingesta*, par l'intermédiaire desquelles, des parents bacillaires aux enfants sains, se transmet la tuberculose.

De cette idée de diathèse héréditaire, était née la croyance à la quasi fatalité de la phtisie pour les familles de poitrinaires. Cette croyance était désespérante entre toutes, puisqu'elle ne laissait place à aucune entreprise de Prophylaxie ! Venus au monde avec leur tunique de Nessus, les enfants étaient autant de proies promises au fléau héréditaire. L'Humanité, du reste, semblait s'être faite à cette manière d'endémie, comme elle avait appris à se résigner aux retours périodiques de tant d'épidémies qui la frappaient depuis les Pestes de l'Antiquité et du Moyen-âge, jusqu'aux Choléras des temps modernes.

Pour avoir des clartés sur *le comment* et *le pourquoi* de ces *états*

---

1. Comment l'auraient-ils vu, puisque l'idée de contagiosité, en dépit qu'elle fût populaire en certaines contrées de l'Europe, n'avait pas pénétré les milieux médicaux. Ce que, au xviiᵉ siècle, avait écrit **du Laurens** sur *l'endémicité* des scrofules, qui « malignes (celles qui suppurent), sont susceptibles de contaminer les sujets sains » était restée lettre morte ; *voir* **L. Landouzy**, in *Le Toucher des Ecrouelles ; l'Hôpital Saint Marcoul ; le Mal du Roi*. Masson et Cⁱᵉ, éditeurs, Paris, 1907.

diathésiques héréditaires des fils de tuberculeux, il faudra attendre la réforme que, de 1865 à 1869, apporteront en Phtisiologie : les **Études expérimentales** de **Jean Antoine Villemin**, démontrant la virulence, la spécificité et la *transmissibilité* de la Tuberculose; ainsi que les recherches de **A. Chauveau** sur *la nature corpusculaire des virus*.

Ce n'est pas seulement la doctrine qui va se trouver révolutionnée, c'est la Pratique médicale, puisque la notion nouvelle de transmissibilité de la phtisie ne saurait aller sans l'idée d'évitabilité, et avec celle-ci, le besoin d'une **Prophylaxie individuelle et familiale**. Il apparaît que, désormais, on pourra en appeler des phtisies héréditaires devant lesquelles s'inclinait le fatalisme ancien. De suite, on se prend à espérer que le mal puisse être conjuré, si la contagion sait être évitée.

Puis d'emblée, sans qu'on s'aperçoive combien illogique était le raisonnement, on fait table rase des idées de nos pères qui, pourtant, voyaient juste en dénonçant les générateurs qui, à leur lignée, comme autant d'apanages de leur Maison, transmettaient des tares de constitution et de tempérament. De propos délibéré, on ne se soucie plus de ces faciès, de ces habitus, de ces viciations de développement et de ces manières de tempérament si particulier, qu'on avait remarqué se transmettre dans les familles, comme autant d'héritages! On perd la notion de congénitalité de ces tares ancestrales dont l'habitus scrofuleux est un des types les plus caractérisés. On méconnaît l'emprise lymphatique et scrofuleuse que mettent certains générateurs sur toute leur descendance! Cette méconnaissance prend le contre-pied des doctrines de certaine Ecole dont **Lugol** se faisait le champion. Dans les familles de scrofuleux, escomptant, parmi les enfants, ceux que la diathèse lymphatique avait exceptionnellement épargnés, n'allait-il pas jusqu'à accuser l'infidélité conjugale d'avoir fait entrer au foyer domestique les fils non scrofuleux, dont le mari ne pouvait être le père?

Je cherchais à réagir contre ce nouvel absolutisme « de la généralité des médecins, qui, au lendemain de la découverte du bacille de Koch, accordaient tout en matière de tuberculose à la contagion directe, et, par un de ces retours communs dans l'histoire de la Médecine, voulaient, contrairement à l'enseignement ancien, que l'Hérédité, après avoir été tout, ne soit plus rien [1] ».

De fait, l'étude de **la voie conceptionnelle** ne paraissait guère intéresser plus les Pathologistes généraux que les Phtisiologues. Hier

---

1. **L. Landouzy** : Hérédité tuberculeuse de graine et d'état diathésique, *Revue de Médecine*, 1891, p. 411.

encore, en 1838, dans un excellent travail critique[1], l'un de nos jeunes et distingués Phtisiologues jugeait superflue l'étude de la conception, comme voie possible d'accès pour la bacillose. Mon collègue **G. Küss**, déclarait « la contagion intra-utérine, paraître ne jouer qu'un rôle négligeable, lorsqu'il s'agit d'enfants nés viables ». Cette manière de voir, non recevable aujourd'hui, même pour l'Hérédité microbienne, serait, à coup sûr, encore moins acceptable pour ce qui est de l'Hérédité *dystrophiante*, dont j'ai, par la Clinique, démontré que, à leur naissance, pouvaient souffrir les fils de phtisiques[2].

Dès 1883, nos recherches cliniques et expérimentales avec **H. Martin**, s'élevaient contre cette opinion trop absolue. Bientôt il devint avéré que l'Hérédo-tuberculose microbienne — ce que nous appelons l'Hérédité de graine — est moins rare et apparaît sous d'autres formes que ne l'imaginaient ceux qui acceptaient, hier encore, la tuberculose uniquement sous l'aspect du follicule tuberculeux. Ne savons-nous pas, aujourd'hui, combien il y a de places pour la maladie tuberculeuse, en dehors de la présence réelle du follicule, et de la cellule géante?

Ce n'est pas parce que le contage microbien a été jusqu'ici **vu** exceptionnellement sur le fœtus et dans le placenta qu'il ne faut pas examiner la question de plus haut, et avec le même esprit clinique qu'apportaient les Syphiligraphes à l'étude des *dystrophies congénitales* observées chez les fils de fracastoriens?

Est-ce que, en dehors de toute idée de Phtisiologie et de Pathologie générales, la multiléthalité et la débilité qui frappe les bébés de mères phtisiques, la fréquence des avortements n'imposaient pas de remettre le sujet à l'étude? La contamination plasmatique ovulaire, la contamination toxinique possible du fœtus par voie placentaire, ne méritent-elles pas la considération que certains Puériculteurs et Accoucheurs commencent à leur accorder?

Cette dystrophie congénitale ne saurait laisser indifférents, ni les doctrinaires, ni les praticiens, puisque **la question du mariage des jeunes tuberculeuses s'y rattache directement**.

La voie congénitale — quelque opinion pathogénique qu'on prenne du problème — ne saurait être quantité négligeable puisque, par elle,

---

1. **Küss** : De l'Hérédité parasitaire de la Tuberculose humaine, *Thèse de Paris*, 1898.

2. **L. Landouzy** et **H. Martin** : Faits cliniques et expérimentaux pour servir à l'Histoire de l'Hérédité de la tuberculose, *Revue de médecine*, 1898.

comme pour les fils de saturnins, d'alcooliques, de syphilitiques et de
paludéens, s'introduit la dégénérescence ; puisque, du fait de cette dégénérescence innée, se trouveront réalisés des organismes, et constitués des terrains dystrophiques.

Donc, la bacillo-tuberculose congénitale doit solliciter l'attention
des médecins d'autant mieux :

qu'elle est moins connue ;

que bien de ses expressions cliniques sont frustes et larvées ;

que son étude expérimentale, particulièrement délicate, est à peine
commencée ;

qu'enfin, les difficultés du problème apparaissent ici plus grandes
encore que pour les cas de pénétration de la tuberculose par les voies
respiratoire et digestive. Dans ces deux modes de contagion, en effet,
on compte seulement avec l'infection microbienne immédiate, tandis
que pour la voie congénitale, il faut vraisemblablement compter aussi
avec l'intoxication tuberculineuse : le nouveau-né peut venir au
monde *intoxiqué*, sans qu'il soit trouvé bacillifère?

Par cela même, l'étude de l'Hérédo-tuberculose comporte deux
points de vue, dont le premier seul a retenu quelque peu l'attention
des Pathologistes :

— la transmission possible, au fœtus, des bacilles des générateurs ;
l'hérédité se trouvant alors conditionnée par le passage, des parents à
l'enfant, du microbe infectant ;

— l'imprégnation toxinique de l'œuf ou du fœtus, pendant tout ou
partie de la gestation.

On imagine que ces deux processus de Physiologie pathologique
puissent, ou coexister, ou exister séparément, pour aboutir à ce que,
il y a près de vingt ans déjà, je décrivais sous deux rubriques
différentes[1] :

L'Hérédo-tuberculose bacillaire, ou hérédité de **graine** ;

L'Hérédité tuberculeuse dystrophiante, ou hérédité de **terrain**.

Ces prolégomènes suffisent, j'imagine, pour bien poser la question ;
pour montrer, l'étendue du programme qui m'est imposé, ainsi que
pour marquer les divisions de mon Rapport.

---

1. **L.** Landouzy, *loco citato*.

J'aurai donc à envisager successivement, pour les discuter :

I. **L'hérédité de graine**, c'est-à-dire la transmission du bacille de Koch par les parents au fœtus ;

II. **L'hérédité dystrophiante**, c'est-à-dire la transmission congénitale de viciations humorales, organiques et fonctionnelles ;

III. **L'hérédo-prédisposition ou prédisposition innée; la sensibilisation** du fœtus, issu de générateurs tuberculeux, paraissant lui conférer plus d'aptitude à des contagions tuberculeuses futures; en d'autres termes, léguant au nouveau-né, peut-être par une manière d'*anaphylaxie*, une *hérédo-prédisposition* ;

IV. **L'hérédo-immunité**, question depuis longtemps en litige ;

V. **Les prédispositions innées et acquises**;

VI. **Les conclusions** doctrinales et pratiques se dégageant des faits exposés.

I

HÉRÉDITÉ DE GRAINE

(Hérédité bacillaire.)

L'hérédité de graine fut absolument niée jusqu'à nos inoculations, déjà anciennes, entreprises chez les cobayes, il y a vingt-sept ans, avec **Hippolyte Martin**[1].

Par l'inoculation positive, à des cobayes sains, de viscères provenant de fœtus nés de femelles tuberculisées, nous démontrions que la tuberculose passe de la mère au fœtus; **expérimentalement la tuberculose congénitale** était prouvée. Tout en laissant la voie toute grande ouverte aux interprétations pathogéniques, nos expériences avaient le mérite d'attirer l'attention sur un problème délaissé, et d'appeler des travaux de contrôle. Ces derniers ont connu des fortunes diverses, puisque là où des expérimentateurs échouaient, d'autres obtenaient des résultats positifs.

Ce furent encore nos inoculations, au cobaye, de viscères de bébés hérédo-tuberculeux, qui, en 1883, ont donné la première démonstra-

1. **L. Landouzy et H. Martin** : Faits cliniques et expérimentaux pour servir à l'histoire de l'hérédité de la tuberculose, in *Revue de Médecine*, 1883, p. 1014.

tion bactériologique du passage du virus tuberculeux, de la femme au nouveau-né[1].

Sept et huit années plus tard, **Armanni** et **Rittis**, 1890, **Birch-Hirschfeld** et **Schmorl**, 1891, puis de nombreux auteurs ont confirmé nos affirmations.

Les observations, anciennes et récentes, peuvent se diviser en deux groupes :

Bacillose fœtale (non folliculaire) présumée par l'aspect du fœtus issu de mère phtisique.	**Bacillo-tuberculose fœtale, folliculaire et granulomateuse.**
L'autopsie la plus minutieuse ne montre aucune granulation (aussi cataloguait-on pareils faits : tuberculose fœtale sans lésions), leur démonstration bacillaire est faite par des inoculations positives et la constatation directe du bacille.	L'autopsie montre, dès le seul examen macroscopique, des tubercules plus ou moins nombreux.
L. Landouzy et **H. Martin,** 1883.	**Charrin.**
Armanni et **Rittis,** 1890.	**Berti.**
Schmorl et **Birsch-Hirschfeld,** 1891.	**Merkel.**
Aviragnet et **Laurent Préfontaine,** 1892.	**O. Lannelongue.**
Londe et **Thiercelin,** 1893.	**Jacobi.**
Schmorl et **Kockel,** 1894.	**Rindfleisch.**
Bar et **Rénon,** 1895.	**Sabouraud.**
	Garvey Baumgarten et **Roloff.**
	Lehmann.
	Schmorl et **Kockel.**
	Yvan Houl.
	Ausset.
	Oustinoff.
	Harbitz Holst.
	Auché et **Chambrelent**[2].

1. In *Revue de Médecine*, 1883, p. 1014.

2. Ce cas est particulièrement intéressant. L'enfant était mort, au vingt-septième jour de tuberculose généralisée, avec très nombreux bacilles sur les coupes. *Le placenta avait été vu tuberculeux, avec bacilles nombreux, et son inoculation au lapin avait été positive ; le sang du cordon avait tuberculisé le cobay*. Tout en ne niant pas la possibilité, pour le nourrisson, d'avoir été, aussitôt après la naissance, contaminé dans le milieu familial, on admettra — *le cordon ombilical étant bacillifère* — qu'avant, ou pendant l'accouchement, des bacilles aient pu passer au nouveau-né, et (sans l'apport d'autres bacilles venus du dehors) proliférer pour donner, en vingt-sept jours, la tuberculose généralisée trouvée à l'autopsie. On reconnaîtra que pareils faits, singulièrement suggestifs, donnent fort à réfléchir lorsqu'il s'agit d'interpréter les observations d'enfants de mères poitrinaires, morts tuberculeux quelques semaines seulement après la naissance.

Yéno Bugge, 1896.
Henke, 1896.

Au total, huit séries d'observations de bacillose congénitale, s'ajoutant aux nôtres de 1883. Chacun de ces cas a fait sa preuve : soit par l'inoculation positive au cobaye ; soit par la constatation directe du bacille dans les viscères du fœtus. Les détails de ces observations fondamentales sont relatés dans la thèse de **Küss.**

Depuis ce travail magistral deux cas seulement, je crois, ont été publiés de bacillose congénitale sans lésions macroscopiques : le premier, par **J. Heitz** : constatation directe de quelques bacilles dans les vaisseaux du foie : inoculations positives du foie et du placenta qui paraissaient sains macroscopiquement et microscopiquement ; dans le second cas, publié par **J. Courmont** et **Chalier,** inoculation positive, au cobaye, du foie macroscopiquement sain.

L'étude critique de ces observations (et d'autres que nous omettons à dessein, parce que les autopsies faites à douze jours, à quinze jours et à trois semaines, ne permettent pas de les rapporter exclusivement à la bacillose congénitale proprement dite), prouve péremptoirement la légitimité de la bacillo-tuberculose congénitale.

Ces faits suffisent amplement à donner la preuve de la tuberculose congénitale puisqu'ils ont résisté à la critique la plus scientifiquement conduite[1].

1. Si j'ai rejeté de cette liste d'observations certains faits qu'on a voulu ajouter au compte de la bacillose congénitale, c'est d'une part, qu'un plus grand nombre ne saurait servir la thèse ; c'est, d'autre part, que la précocité d'apparition de la tuberculose (15 jours, 1 ou 2 mois) ne plaide pas irréfutablement en faveur de la congénitalité de la maladie : maintes observations publiées, par moi, par **Haushalter, Wassermann, Straus, Lortat-Jacob, Comby** et d'autres auteurs, montrent la fréquence et la rapidité avec lesquelles se développe la tuberculose chez le nourrisson. Et cela, quelle que soit l'expression anatomique que revête la maladie, qu'il s'agisse des formes septicémique, granuleuse, infiltrante ou caséeuse.

Ne se comptent plus les observations que les uns et les autres nous avons relatées de tuberculose de nourrissons de deux, trois ou quatre mois, à l'au-

Au reste la cause est également gagnée devant la Médecine comparée : chez les bovidés, on a rapporté des cas incontestables de tuberculose congénitale, avec lésions macroscopiques, dans lesquelles la contagion si facile des vacheries n'avait rien à voir. De 1885 à 1897 une quarantaine d'observations ont été publiées : par **Johne** et **Misselwitz, Malvoz** et **Brouvier, Bang, Mac Fadyean, Csokor, Falle, Buser, Siegen, Kockel** et **Lungwitz, Chauveau, Nocard, Bucher, Klepp,** etc.

Ces faits de tuberculose congénitale macroscopique invitaient à rechercher expérimentalement la bacillose non folliculaire congénitale.

C'est dans ce sens qu'étaient instituées nos expériences avec **Hippolyte Martin,** par lesquelles, les premiers, nous obtenions le passage du bacille chez le fœtus-cobaye, par tuberculisation de la femelle. On sait que pareils résultats positifs ont été obtenus chez la cobaye et la lapine par **Cavagnès, Calabrèse, Clusset, Galtier, Sciolla** et **Palmieri, Gærtner**[1].

Au total, les faits de tuberculose congénitale constatés en Clinique, chez l'homme[2], chez les bovidés; en Médecine expérimentale, étaient assez rares pour qu'on continuât à prétendre absolument exceptionnelle la tuberculose congénitale.

Mais cette rareté n'est peut-être qu'apparente? C'est pour connaître sa fréquence réelle que nous avons, **Landouzy** et **Laederich,** au laboratoire de la Clinique médicale Laënnec, entrepris de nouvelles expériences en vue de la Conférence de Bruxelles[3]. Ces expériences, s'ajou-

topsie desquels on trouve des cavernes pulmonaires, résultant de processus broncho-pneumoniques à évolution rapidement caséeuse, avec ganglions trachéo-bronchiques caséeux.

A cause de leur précocité d'apparition et de leur rapidité d'évolution, certains de ces cas pourraient bien relever, pour une part au moins, d'une pathogénie placentaire? Je dis, pour une part : en effet, le virus pourrait affecter deux fois le nourrisson déjà bacillisé en tant que fœtus et contagionné en tant que nouveau-né? La seconde fois les bacilles proviennent de l'expectoration de la mère phtisique, et le contage s'attaque à un nourrisson non seulement débile, mais encore *sensibilisé*, peut-être, du fait de la première contamination placentaire?

1. **Gærtner** (1893), dans des expériences minutieuses défiant toute critique, a pu, sur 51 lapins, obtenir seulement 5 petits bacillisés, et cela par inoculation intraveineuse de lapines en gestation. Tuberculisant des souris avant la fécondation, il a obtenu : dans une première série, une fois sur dix; dans une seconde série, une fois sur deux, des portées avec un ou plusieurs petits, bacillifères.

2. La statistique la plus récente, celle de MM. **Parisot** et **Hanns** (février 1910), compte 22 cas de tuberculose congénitale avec lésions macroscopiques, et 13 cas de bacillose congénitale sans tubercules.

3. Nos expériences, poursuivies depuis deux ans, et dont nous avons cherché à varier le plus possible les conditions, ont porté sur des chiens, des lapins et des cobayes.

Comme matériel d'inoculation, nous nous sommes servis de cultures de

tant aux faits antérieurement produits, fournissent non seulement la preuve de la transmission bacillaire congénitale, mais aident à en pénétrer la pathogénie.

PATHOGÉNIE DE L'HÉRÉDO-CONTAGION

Plusieurs voies peuvent, théoriquement, être invoquées pour expliquer la présence du bacille chez le fœtus :

α) Apport du bacille par le spermatozoïde : **tuberculose conceptionnelle paternelle ?**

β) Apport du bacille par l'ovule : **tuberculose conceptionnelle maternelle.**

γ) **Toxi-infection** de l'œuf, par tuberculose salpingienne ou utérine?

δ) **Contagion transplacentaire** (cette voie est, aujourd'hui, pour la bacillo-tuberculose, aussi bien démontrée que pour la syphilis, la pneumococcie, la fièvre typhoïde, le charbon, la morve, le paludisme, etc.)

α) Apport du bacille par le spermatozoïde (**tuberculose conceptionnelle paternelle**).

Le spermatozoïde, imprégné des bacilles paternels, en même temps qu'il féconderait l'ovule, le tuberculiserait?

Ce sont certains faits cliniques qui, en 1883, 1891, nous avaient fait émettre cette hypothèse. Ces faits cliniques étaient calqués sur les observations d'hérédo-syphilitiques : les enfants, issus de père tuberculeux et de mère saine, devenant tuberculeux, la mère restant indemne [1]. Nos observations de 1883-1891, pas plus que les constata-

bacilles tuberculeux d'origine humaine ou bovine, et quelquefois de crachats tuberculeux.

Nous avons inoculé les animaux, soit par voie digestive, soit par injections intra-pleurales ou intra-veineuses. Nous avons peu pratiqué d'inoculations sous-cutanées, pour ne point provoquer de lésions tuberculeuses ouvertes à l'extérieur, sources inévitables de contamination des petits, après leur naissance. Nous n'avons pas fait d'inoculations intra-péritonéales, car les lésions péritoniques sont, par elles seules, une cause de stérilité ou d'avortement.

Nos expériences portent : d'une part sur l'hérédité paternelle, d'autre part sur l'hérédité maternelle.

Sans la collaboration quotidienne, aussi patiente, qu'en toutes matières avertie, du Dr **Laederich**, chef du laboratoire de la Clinique Laënnec, pareille contribution à l'histoire de l'hérédité tuberculeuse n'aurait pu être produite, nos recherches ayant porté sur plus de 80 animaux.

1. Père atteint de tuberculose pulmonaire au deuxième degré.

Mère bien portante et restée saine.

Quatre enfants morts d'infection tuberculeuse entre trois et douze mois, après avoir été nourris uniquement au sein par la mère bien portante, ou par une

tions vétérinaires de **Zippelius**, de **Bang**, de **Sanson**, etc., n'apportent une démonstration absolue, et certains auteurs n'y ont cru voir que le résultat de contamination après la naissance.

Cette hérédité conceptionnelle paternelle, admise en matière d'hérédosyphilis, où tant de faits prouvent la transmission du spirochète paternel au fœtus, sans infection apparente de la mère, restera discutable, en matière de tuberculose, tant que l'expérimentation, dans des conditions défiant toutes critiques, n'aura pas réalisé la tuberculose congénitale par infection tuberculeuse préalable du mâle.

Les recherches bactériologiques n'ont pu trancher la question. S'il a été prouvé que le sperme des tuberculeux peut être bacillifère[1], il est

nourrice bien portante. Trois de ces enfants vivaient, dès la naissance, loin du père, qui, à ce moment, ne crachait pas encore. (**Landouzy**, Congrès tub., 1888, Paris, p. 443. *Revue de Médecine*, 1891, pp. 421, 422, 423, 424).

1. Des travaux anciens avaient déjà montré que le sperme pouvait être bacillifère chez des tuberculeux en apparence indemnes de tuberculose génitourinaire : **Cavagnès, L. Landouzy** et **H. Martin, Solles, Sirena** et **Pernice, Aubeau, Carl Jani...** Les recherches plus récentes de **Gærtner**, de **Œbrecht**, de **Dobroklowski** ont démontré que, dans la tuberculose génitale, le sperme peut être bacillifère. A ce propos, **P. Reclus** fait remarquer que l'obstruction habituelle des voies spermatiques rend peu dangereux pareils tuberculeux.

Les expériences de **Gærtner, Maffucci, Fure Spano, Jaeckh, Nakaraï...** ont mis en évidence le bacille dans le sperme des tuberculeux considérés comme indemnes de tuberculose génitale. **Fure Spano** et **Nakaraï** vont même jusqu'à dire que la virulence du sperme est habituelle chez tous les tuberculeux. Ce fait est sans doute exagéré. La virulence du sperme semble exister surtout lors des décharges bacillémiques, ce qui explique sa fréquence dans les granulies et dans les tuberculoses génitales. D'une longue étude critique, **Küss** croyait pouvoir conclure : « Le sperme des phtisiques ordinaires sans tuberculose miliaire, sans tuberculose génitale ou pelvienne, n'est pas virulent. »

On est donc en présence d'affirmations en apparence contradictoires ; la majorité des auteurs concluent que le sperme bacillifère appartient aux seuls malades porteurs de tuberculose génitale, la chose semble vraie ; tout dépend de la manière dont on comprend la tuberculose génitale ; il faut, en effet, tenir compte des formes frustes et larvées. On aurait tort, à propos de sperme reconnu bacillifère, de déclarer tel ou tel poitrinaire indemne de tuberculose génitale sous prétexte que celle-ci, symptomatologiquement parlant, semble non existante. Sans compter encore que, chez un phtisique dont les testicules resteraient indemnes alors que la prostate ne le serait pas, le spermatozoïde pourrait subir une contamination bacillaire le long de la région prostatique. J'estime sur ce point des recherches nécessaires ; la fonction spermatique peut être pervertie chez les tuberculeux des premier et deuxième degrés, alors que, subjectivement et objectivement, l'appareil testiculaire paraît indemne. Cette manière de voir correspond à la remarque faite par moi en clientèle, que souvent les maris poitrinaires ont peu ou pas de progéniture, alors même qu'ils se rangent parmi les « *embrasés* ». Cette remarque trouve son corollaire dans les examens histologiques complets, résumés ci-dessous, qui nous ont montré, à des degrés divers et sous des formes variables, tuberculeux, *tous* les testicules

possible, mais nullement démontré, que les bacilles contenus dans le sperme aillent, avec le spermatozoïde, pénétrer l'ovule.

Des tentatives de transmission expérimentale de la tuberculose par le mâle au fœtus restent très discutées. **Gærtner** avait échoué dans ses expériences d'infection conceptionnelle, sur des lapins et cobayes inoculés dans les testicules. Pourtant, **Maffucci** pensait avoir réussi plusieurs faits de contagion paternelle[1], et **Baumgarten** croyait pouvoir citer un cas de « tuberculose ovulaire d'origine paternelle » (1892)[2]. Mais la démonstration de ces auteurs n'est pas assez rigoureusement complète, pour que Küss n'ait pu leur adresser de judicieuses critiques.

Les choses en étant là, il y avait lieu de reprendre les expériences autrefois tentées avec H. Martin.

Dans nos récentes expériences sur l'hérédité paternelle nous nous sommes heurtés à de grandes difficultés : *il est plus difficile de faire féconder des femelles saines par des mâles tuberculeux*, que des femelles tuberculeuses par des mâles sains.

Pour ne porter, jusqu'à présent, que sur un nombre restreint d'animaux (3 lapins et 10 cobayes mâles), nos expériences sont néanmoins très suggestives :

Les 3 lapins, inoculés de tuberculose par voie pleurale ou intra-veineuse, n'ont fécondé aucune des 8 femelles saines, ni aucune des deux femelles tuberculeuses que nous avions mises avec eux. Un seul d'entre eux, d'ailleurs, a cherché parfois à les couvrir : ses coïts n'ont jamais été fécondants.

Les 10 mâles cobayes inoculés, soit dans la plèvre avec une culture de bacilles tuberculeux, soit sous la peau avec des produits pathologiques tuberculeux, ne nous ont donné jusqu'ici qu'une seule portée dont nous surveillons la mise-bas.

Il est vrai que, dans toutes ces expériences, nous avions attendu pour mettre avec des femelles les mâles inoculés, que les lésions aient eu le temps de diffuser, espérant ainsi augmenter les chances de voir l'état du générateur retentir sur l'état de ses petits. Cet espoir

des cobayes que nous avions tuberculisés (expériences page 16 : **Landouzy** et **Laederich**). On comprendra, en face des coupes innombrables qu'il nous a fallu faire des testicules de nos cobayes, combien d'altérations pouvant échapper, certains cliniciens déclarent trop facilement leurs clients indemnes de toute atteinte testiculaire.

1. In *Thèse* de Kuss, p. 32.
2. In *Thèse* de Kuss, p. 33-34.

a été déçu du fait de la stérilité qui frappe les mâles atteints de tuberculose généralisée.

Nos expériences ne nous ont donc pas encore permis, à l'heure actuelle, d'étudier l'état des petits engendrés par des pères tuberculeux. Par contre, nous avons noté des résultats intéressants en étudiant l'appareil génital chez ces mâles tuberculisés.

I. Le premier point à signaler est la *grande fréquence des lésions tuberculeuses testiculaires chez les cobayes succombant à une tuberculose rapide* : sur 7 de nos cobayes, morts de 1 à 2 mois, après avoir été inoculés dans la plèvre, 5 présentaient des lésions tuberculeuses dans les testicules. Chez 2 d'entre eux, les lésions caséeuses étaient assez étendues; chez 3 autres, il s'agissait seulement de fines granulations, siégeant surtout à la face interne de la tunique albuginée, mais diffusant aussi en plein parenchyme. Les cellules géantes y étaient rares ; on observait surtout des amas lymphocytaires, s'insinuant entre les tubes séminipares dont quelques-uns étaient envahis et détruits. Les bacilles de Koch se trouvaient en grand nombre dans les follicules, et on pouvait en voir pénétrer dans l'épaisseur des parois des tubes séminipares.

II. D'ailleurs, et c'est là une seconde remarque importante à faire, *toutes les fois que nous avons constaté la présence de telles granulations dans les testicules, l'inoculation du sperme recueilli aseptiquement dans les vésicules séminales a démontré que des bacilles y avaient passé.* Sur les 5 cas désignés ci-dessus, **l'inoculation du sperme a été constamment positive**. Dans les cas, au contraire, où *des follicules ne se rencontraient pas dans les testicules*, l'inoculation du sperme, aussi bien que l'inoculation des glandes, **fut toujours négative**.

Ce passage des bacilles dans le sperme permet de concevoir la possibilité de l'hérédo-bacillose d'origine paternelle ; nos expériences en cours diront si cette possibilité devient une réalité?

III. La présence de follicules tuberculeux et de bacilles dans le testicule ne résume pas toutes les altérations tuberculeuses expérimentales que peut subir cette glande. Dans les testicules de tous les mâles tuberculeux étudiés histologiquement, nous avons trouvé *des modifications importantes des canaux séminipares*. Celles-ci se rencontrent au maximum dans les testicules parsemés de granulations tuberculeuses; mais nous les avons constatées, presque aussi intenses et diffuses, dans deux testicules n'ayant montré ni lésions folliculaires, ni bacilles (inoculations négatives). Les modifications des tubes séminipares consistent essentiellement dans l'absence d'élaboration de spermatozoïdes : les cellules épithéliales des tubes séminipares *perdent leur pouvoir prolifératif*; on ne les voit plus se multiplier pour donner progressivement naissance aux spermatozoïdes ; elles ne forment plus qu'une couche unique tapissant la paroi du tube, dont la lumière élargie, vide de tout spermatozoïde, contient seulement quelques débris de cellules nécrosées. Dans trois cas, cette absence de spermatozoïdes était généralisée à tous les tubes, on n'en trouvait plus un seul sur toute l'étendue des coupes ; dans d'autres examens, les tubes altérés apparaissaient plus ou moins nombreux au milieu de tubes de structure encore normale.

Il s'agit là d'un trouble fonctionnel de la glande testiculaire, qui explique, sans doute, la moindre fécondité et même la stérilité des mâles tuberculeux ; il permet aussi de supposer que les spermatozoïdes subissent des altérations qualitatives, en même temps que des altérations quantitatives.

Ceci nous a fait entreprendre d'autres expériences pour savoir s'il n'existe pas une hérédo-dystrophie d'origine paternelle (analogue à celle des fils de syphilitiques, de saturnins, de brightiques, de goutteux ou d'alcooliques avérés) ; et qui serait l'homologue de l'hérédo-tuberculose dystrophiante d'origine maternelle, réalisée dans nos récentes expériences. (Page 22.)

En somme, le problème de l'infection de l'ovule ou de l'œuf par les bacilles du père n'est pas encore résolu. Il n'y a pas d'observations humaines ou animales, pas de constatations bactériologiques, ni d'expériences qui ne laissent en discussion l'hérédo-tuberculose de **conception paternelle**, à moins, pourtant, que la mise-bas prochaine de notre seule cobaye couverte par un des mâles préalablement tuberculisés, ne nous donne, demain, des résultats positifs.

β) APPORT DU BACILLE PAR L'OVULE : l'ovule étant, dans l'ovaire ou dans la trompe, infecté par les bacilles maternels. (**Tuberculose conceptionnelle maternelle.**)

L'apport des bacilles à l'ovule, soit par la voie sanguine maternelle, soit par la voie génitale (ovarite, salpingite, métrite, péritonite tuberculeuses) paraissait hier encore une hypothèse sans fondement ; on invoquait contre elle l'extrême rareté des tuberculoses de l'ovaire, et, tout dernièrement, des travaux allemands tendaient à faire admettre que le tissu ovarien a un pouvoir bactéricide vis-à-vis du bacille de Koch.

Pourtant, la rareté des tuberculoses ovariennes n'est peut-être pas

18   L. LANDOUZY

aussi absolue qu'on le croyait, et les travaux de **Sitzenfrey** viennent
de donner la démonstration directe qu'un **ovule bien constitué peut
être infecté par le bacille**. Cet auteur[1] a dessiné (fig. 3, p. 23) un
bacille de Koch qu'il avait découvert à l'intérieur d'un ovule. Bien
que **Sitzenfrey** restreigne la portée de son observation en disant :
« l'infection intra-ovarienne de l'œuf humain est possible, mais de
tels œufs sont généralement impropres à la fécondation, » une pareille
constatation fixe, sur des bases solides, la doctrine de l'infection
conceptionnelle de l'ovule par des bacilles maternels[2].

γ) Infection de l'œuf par tuberculose salpingienne ou utérine.
Cette infection de l'œuf par les tuberculoses génitales semble contestable. Du reste, la fréquence de la tuberculose des organes génitaux
reste assez mal établie[3]. L'œuf pourrait être infecté par les granu-

1. **Anton Sitzenfrey**, Die Lehre von der Kongenitalen Tuberculose mit besonderer
Berucksichtigung der Placentartuberculose (*Aus der K. K. deutschen geburtshilflich-
gynakölorgischen Universitats-frauen Klinik in Giessen*); Berlin, 1909.

2. Lors de la déhiscence de l'ovaire, et pendant la traversée de la trompe, l'ovule
peut être susceptible de contamination ; les opérations chirurgicales ne révèlent-
elles pas la fréquence de pelvipéritonites et de salpingites tuberculeuses, tantôt
graves, tantôt assez légères pour ne pas entraver la ponte ovulaire. Il s'agit là
d'une possibilité hypothétique, puisque la chose n'a pas été **vue** encore, ni en
Clinique, ni en Médecine expérimentale.

3. La question de la contamination tuberculeuse, par contiguïté de tissus, de
l'ovule, au cours de sa pérégrination, mérite d'être reprise par les Gynécologues,
à la lumière de toutes les méthodes d'examen. Le peu que nous connaissons
du sujet nous incite à croire que le rôle de la contamination salpingienne est
plus important qu'on ne le dit.

La proportion dans laquelle la tuberculose frappe l'appareil génital, par
rapport aux autres maladies infectieuses aiguës ou chroniques, n'est nullement
déterminée par des statistiques importantes. D'après **Martin**, cette proportion
serait de 2 p. 100, tandis que d'après **Williams** elle atteindrait 7 p. 100. Ce qui
est certain, c'est que des cas catalogués comme salpingo-ovarite non tuberculeuse sont parfois, à l'examen histologique, démontrés de nature bacillaire.
Ainsi, récemment, **Jayle** a observé une jeune fille de seize ans qui, à ne s'en
rapporter qu'aux signes cliniques et anatomiques macroscopiques, paraissait
présenter des lésions annexielles banales : élévation de la température
à 39 et 40 degrés; signes ordinaires de suppuration franche du bassin; absence
au cours de l'opération de toute granulation péritonéale; absence de tous
antécédents tuberculeux héréditaires et personnels.

L'examen du pus et des cultures démontra l'existence du tétragène; *l'inoculation resta négative*. Un certain nombre de coupes furent faites qui démon-
rèrent la tuberculose des trompes : cellules géantes et bacilles. Ce fait prouve
que, pour établir le pourcentage exact des cas de salpingo-ovarites tuberculeuses, il faudrait, chaque fois, avoir recours à un examen absolument complet.

L'utérus, les trompes et les ovaires sont inégalement frappés par la tuberculose; ce sont, par ordre de fréquence : les trompes, les ovaires, le corps de

lations d'une péritonite, d'une salpingite, d'une métrite tuberculeuses, lors de sa migration.

Lorsqu'il s'est fixé; qu'il s'entoure de la caduque, et que le placenta s'est développé, l'œuf pourrait encore être infecté par une lésion tuberculeuse génitale; presque toujours il s'agirait alors d'une métrite tuberculeuse, les bacilles envahissant la caduque. C'est ainsi que **Riedlander** et **Mayer**, enlevant l'utérus chez une femme enceinte de quatre mois, affectée très gravement de phtisie, ont trouvé dans la caduque des foyers tuberculeux. Ces bacilles peuvent-ils parvenir jusqu'au liquide amniotique? Le fait n'est pas démontré bactériologiquement. **Klebs** en admettait la possibilité : il croyait que le fœtus peut se contaminer par ingestion du liquide bacillifère dans lequel il flotte? Plus vraisemblablement, les foyers de métrite seraient le point de départ d'une tuberculose placentaire, et c'est alors, par l'intermédiaire du placenta, que le fœtus serait infecté.

Cette infection du fœtus, par une tuberculose génitale, ne se ferait pas seulement dans l'utérus, elle peut se rencontrer dans une grossesse extra-utérine. Telle est, par exemple, l'observation de grossesse tubaire due à **Warthin**, l'œuf s'étant développé dans une trompe tuberculeuse.

Ces faits ont été exceptionnellement constatés, et il est hors de doute que l'opinion de **Lœffler** affirmant la nécessité de lésions génitales est aussi inexacte que trop exclusive : il est démontré par des autopsies irréfutables que tous les organes génitaux peuvent être indemnes. C'est, le plus souvent, par la circulation vasculaire sanguine de la mère que le bacille tuberculeux parvient au fœtus.

δ) Contagion transplacentaire. La contagion s'est faite après la conception : des bacilles maternels, traversant le placenta, infectent l'œuf pendant son développement intra-utérin, ou encore, au moment de l'accouchement.

Cette manière de transmission du bacille de Koch de la mère au fœtus (hérédo-contagion transplacentaire) était niée il y a trente ans, surtout en Allemagne (**Conhneim**). Elle est aujourd'hui universellement admise,

l'utérus, le col de l'utérus. **Spaeth** a relevé 103 cas de tuberculose tubaire, sur 119 cas de tuberculose génitale; et, à s'en tenir à l'apparence macroscopique au cours des interventions, on peut dire que, dans la moitié des cas, l'ovaire est respecté lors de tuberculose salpingiénne.

A propos de la tuberculose de l'utérus, on pourrait se demander si le spermatozoïde ne pourrait pas s'y infecter, et cela fait, porter la tuberculose à l'ovule?

la preuve en a été donnée, par l'étude macroscopique et histologique des bacilloses placentaires, les inoculations et la constatation directe des bacilles dans le placenta et dans le sang du cordon ombilical. L'expérimentation a reproduit cette contagion transplacentaire, et, pour notre part, nous venons de refaire en ce sens toute une série d'expériences : nous avons inoculé une première série de femelles avant de les faire féconder par des mâles sains; une seconde série de femelles au cours de la gestation.

Mais avant d'exposer le résultat de nos dernières recherches, nous devons présenter quelques remarques sur la fécondation des femelles tuberculeuses, et l'évolution de la gestation chez nos animaux.

1° FÉCONDATION DES FEMELLES TUBERCULEUSES. — Au cours de l'étude expérimentale de l'hérédité tuberculeuse, on se heurte à une première difficulté, très réelle, qui provient de ce fait qu'*un très grand nombre de femel'es inoculées, mises avec des mâles sains presque aussitôt après l'inoculation, et laissés jusqu'à leur mort avec ces mâles, succombent sans avoir é é fécondées.*

Ainsi, sur 80 femelles que nous avons inoculées, puis laissées en permanence avec des mâles sains, 28 seulement ont été fécondées, 52 sont restées stériles (soit 65 p. 100). Voici comment se décomposent ces chiffres.

ANIMAUX INOCULÉS ET MODE D'INOCULATION	FEMELLES FÉCONDÉES	FEMELLES STÉRILES
61 Cobayes. 18 intra-pleurale.	0	18
61 Cobayes. 10 sous-cutanée	0	10
61 Cobayes. 33 digestive	22	11
14 Lapines. 4 intra-pleurale.	0	4
14 Lapines. 5 intra-veineuse	1	4
14 Lapines. 1 sous-cutanée	0	1
14 Lapines. 4 digestive	2	2
5 Chiennes. 3 intra-pleurale.	1	2
5 Chiennes. 2 digestive	1	1

Comme le montre ce tableau, aucune des 28 femelles cobayes inoculées, par voie pleurale ou sous-cutanée, n'a pu être fécondée, bien qu'elles aient survécu à l'inoculation, au moins un mois, le plus grand nombre 2 mois, et quelques-unes 3 mois 1/2. Quant aux 33 cobayes inoculées par voie digestive, un tiers d'entre elles (11) sont mortes également sans être fécondées, bien qu'elles aient survécu pour la plupart de 2 à 4 mois, et même davantage.

Il est intéressant de remarquer, que *les femelles qui ont pu être fécon-dées furent, d'une façon générale, celles qui résistèrent le mieux à la maladie inoculée.*

Il est également à signaler que *la plupart de ces femelles, bien que mises avec des mâles sains presque aussitôt après l'inoculation, n'ont été fécondées qu'au bout de un ou plusieurs mois,* alorsqu'elles avaient repris leur poids normal.

Mêmes remarques sont applicables aux lapines : sur 4 femelles ino-culées par voie digestive, 2 ont été fécondées ; sur 10 femelles ino-culées par voie pleurale, intraveineuse ou sous-cutanée, une seule a été fécondée, et 1 mois 1/2 seulement après l'inoculation, bien qu'elles aient toutes été couvertes plusieurs fois par des mâles sains. Enfin, pour ce qui est des chiennes, sur les 5 femelles inoculées, 2 ont été fécondées au bout de 4 mois ; une troisième a été couverte, 4 mois 1/2 après l'inoculation, mais le coït n'a pas été fécondant ; les 2 dernières chiennes, à partir de l'inoculation, ne sont plus entrées en rut.

En résumé, on peut conclure que les femelles (cobayes, lapines, chiennes) tuberculisées, *ne sont que rarement et difficilement fécon-dables, pendant que la maladie est en évolution active et virulente.* Nous n'avons pu, dans l'examen de l'appareil génital de ces femelles, trouver l'explication de leur stérilité. Si l'on excepte un cas de péritonite tuber-culeuse chez une cobaye, avec fausses membranes englobant les or-ganes génitaux, nous n'avons trouvé aucune lésion génitale[1]. L'examen histologique des ovaires ne nous a pas montré de lésions, ni tuber-culeuses folliculaires, ni scléreuses, ni dégénératives ; la plupart des ovaires contenaient des follicules de de Graaf en voie de maturation, et nous n'avons pu saisir aucune différence structurale entre les ovaires des femelles infécondées, et ceux des femelles fécondées.

2° EVOLUTION DE LA GESTATION CHEZ LES FEMELLES TUBERCULEUSES. — *Chez les femelles inoculées avant la fécondation,* la gestation a été pres-que toujours menée à terme ; 2 cobayes seulement, sur 22, ont avorté, sans lésions constatables des organes génitaux.

Chez les femelles inoculées pendant la gestation, l'évolution varie avec la période de l'inoculation, et surtout avec la virulence de celle-ci.

Toutes les femelles inoculées par voie digestive ont mis bas à terme,

---

1. Contrairement à nos recherches **Frisco**, dans les ovaires de cobayes tuber-culisées (qui avaient engendré des petits dystrophiques) a trouvé de « très graves lésions qui, dit-il, ne pouvaient pas manquer d'avoir un retentissement sur leur fonctionnement. » Cité par **Giunio Catola**, *Revue de Médecine*, 10 septembre 1910.

qu'elles aient été inoculées au début, au milieu, ou vers la fin de la gestation.

Les femelles inoculées par voie intrapleurale ou intraveineuse, avec des doses virulentes, succombent généralement sans avoir avorté, quand l'inoculation a lieu au début ou au milieu de la gestation; quand l'inoculation est plus tardive, les femelles peuvent mettre bas, à terme ou prématurément.

En résumé, nos femelles tuberculeuses ont avorté assez rarement.

Recherches expérimentales sur la transmission héréditaire du bacille tuberculeux (Hérédité de graine). — Il est admis par de nombreux expérimentateurs que le passage du bacille tuberculeux de la mère au fœtus est possible, mais qu'il se réalise exceptionnellement.

Nos expériences apportent une nouvelle preuve irréfutable de la possibilité de la transmission héréditaire du bacille tuberculeux; en outre, elles tendent à faire croire que cette transmission se réalise moins exceptionnellement que les auteurs ne le pensent.

Les résultats de nos expériences sont à distinguer, suivant que nous recherchions le bacille chez le fœtus recueilli *in utero*, ou à la naissance; ou suivant que nous pratiquions cette recherche chez des petits ayant vécu un ou plusieurs mois.

1° RECHERCHE DU BACILLE CHEZ LES FŒTUS ET NOUVEAU-NÉS DE MÈRES TUBERCULEUSES. — Ces recherches portent sur 22 cas :

a) 8 *cobayes*, inoculées par voie digestive, de quelques jours à plusieurs mois avant d'être fécondées, et ayant mis bas, au total 20 fœtus mort-nés, la plupart à terme, quelques-uns avant terme.

b) 2 *cobayes*, inoculées également par voie digestive avant leur fécondation, et sacrifiées au cours de la gestation, portant chacune 3 fœtus.

c) 1 *cobaye*, inoculée, par voie digestive, à 5 reprises avant sa fécondation, et à 3 reprises au cours de la gestation, puis sacrifiée, portant 4 fœtus.

d) 6 *cobayes*, inoculées par voie intra-pleurale au cours de la gestation; dont 5 sont mortes avant d'avoir mis bas, portant ensemble 12 fœtus; et une ayant mis bas, à terme, une portée de 3 petits, dont un mort-né.

e) 2 *lapines*, inoculées avant la fécondation : l'une par voie digestive, l'autre par voie intra-veineuse, et ayant mis bas à terme, au total 16 petits mort-nés, ou morts aussitôt après la naissance.

f) 1 *lapine*, inoculée par voie intra-veineuse au début de la gestation, et ayant avorté de 6 fœtus.

g) 2 *chiennes* inoculées, l'une par voie digestive, l'autre par voie intra-pleurale, et ayant mis bas à terme, l'une 1 petit mort-né sur une portée de 5 ; l'autre 3 petits, morts aussitôt après la naissance, sur une portée de 5.

Sur les 69 fœtus, provenant de 22 mères tuberculeuses, nous n'avons pu en examiner que 57, 12 d'entre eux ayant été mangés par leurs mères.

Aucun de ces 57 *fœtus ne présentait de lésions tuberculeuses, ni macros-copiques, ni microscopiques.* L'examen histologique du foie révélait, chez la plupart d'entre eux, les réactions inflammatoires banales, signalées déjà par **Charrin** et **Nattan-Larrier** (congestion allant par-fois jusqu'à l'hémorragie interstitielle ; multiplication des myélocytes basophiles et parfois des mégakaryocytes et des hématies nucléées ; lésions dégénératives plus ou moins profondes et généralisées des cellules hépatiques). Chez plusieurs chiens et lapins mort-nés, le foie présentait en outre des déchirures d'aspect traumatique, avec hémor-ragie intra-péritonéale. Plusieurs nouveau-nés montraient aussi des lésions de néphrite. Enfin, quelques-uns étaient porteurs de malfor-mations congénitales que nous décrirons plus loin. Mais, chez aucun d'eux, il n'était possible de déceler la moindre lésion folliculaire.

La recherche du bacille tuberculeux sur les coupes des différents viscères, et surtout du foie, a été constamment négative.

Par contre, *les inoculations*, à des cobayes, de fragments de viscères de ces fœtus, *ont donné,* dans un cas, *un résultat positif indiscutable.*

Il s'agissait d'une cobaye inoculée, par ingestion de cultures de bacilles tuberculeux, à 5 reprises différentes (en janvier, avril, mai et juin), puis couverte par un mâle sain, dans les premiers jours de juillet ; elle est sou-mise de nouveau, au cours de la gestation, les 22, 23 et 24 juillet, à l'in-gestion de fortes doses de cultures de bacilles. Enfin elle était sacrifiée trois jours plus tard, le 27 juillet. Elle était pleine de 4 fœtus, de 25 à 30 gram-mes, bien conformés, et ne présentant aucune lésion tuberculeuse, ni à l'œil nu, ni au microscope. On préleva aseptiquement des fragments du foie, de la rate, des poumons et des reins des quatre fœtus, et le tout, broyé dans un mortier flambé, fut inoculé sous la peau de 2 cobayes aux doses respec-tives de 1 et 2 centimètres cubes. Chez ces deux animaux, il s'est déve-loppé, au point d'inoculation, un abcès à contenu caséeux dont le pus renfermait des bacilles de Koch en abondance. Un de ces cobayes a été sacrifié ; il présentait un début de généralisation tuberculeuse.

C'est donc un cas démonstratif du passage de bacilles de la mère aux fœtus, chez une cobaye soumise, avant et pendant la gestation, à des inoculations massives et répétées de bacilles tuberculeux par voie digestive.

Il faut se demander, à propos de ce cas et d'autres analogues déjà connus, par quelle voie et à quel moment de la gestation se fait la contamination du fœtus ?

Dans toutes nos expériences, nous n'avons pas rencontré un seul cas de lésions tuberculeuses des ovaires, ni décelé de bacilles sur les coupes de ces organes. Il semble vraisemblable que l'infection du fœtus se fait plus aisément pendant son développement *in utero*, le sang de la mère amenant au placenta les bacilles qu'il charrie. Toutefois, au cours de nos expériences, nous n'avons pu trouver un seul follicule tuberculeux sur toutes les coupes de placenta que nous avons examinées.

2° RECHERCHE DE LA TUBERCULOSE CHEZ LES PETITS NÉS DE MÈRES TUBERCULEUSES ET AYANT VÉCU. — Chez aucun des 9 lapins et des 9 chiens, issus de mères tuberculeuses, que nous avons laissé vivre un à plusieurs mois, nous n'avons constaté l'apparition ni le développement de lésions tuberculeuses.

Par contre, *sur 68 petits cobayes issus de mères tuberculeuses et qui ont vécu un à plusieurs mois, 16 ont, à l'autopsie, présenté des lésions tuberculeuses indiscutables (soit 23, 5 °/o).*

Ces lésions étaient toujours localisées dans les poumons. Une seule fois, il existait un tubercule caséeux; dans tous les autres cas, les lésions consistaient exclusivement en fines granulations grises, à peine visibles à l'œil nu, et souvent même reconnues seulement sur les coupes microscopiques. Ces granulations montraient tous les caractères structuraux habituels des follicules tuberculeux, la plupart avec cellules géantes et couronne lymphocytaire. D'ailleurs, la recherche des bacilles de Koch sur les coupes a été positive dans la plupart des cas.

Les autres viscères étaient le plus souvent normaux; un assez grand nombre des animaux présentaient toutefois une réaction myéloïde plus ou moins intense dans la rate, les ganglions médiastinaux et mésentériques, réaction identique à celle décrite par **Dominici** et **Rubens-Duval** chez les cobayes tuberculisés. Chez deux de nos cobayes, issus d'une même portée, les ganglions mésentériques et surtout médiastinaux étaient manifestement hypertrophiés, mais sans contenir de formations tuberculeuses. Chez quelques autres cobayes, nous avons constaté de minimes lésions de néphrite et des petits foyers de dégénérescences cellulaires dans le foie.

En somme, les lésions tuberculeuses constatées chez ces 16 petits cobayes étaient, chez 15 d'entre eux, très discrètes, échappant même souvent à l'œil nu; elles étaient évidemment au début de leur éclosion. D'ailleurs, les petits cobayes porteurs de ces lésions avaient pour la plupart, à l'âge de 2 mois, au moment où ils ont été sacrifiés, l'aspect de petits normaux ; n'empêche que 6 d'entre eux, sur 15, étaient *hypotrophiques*, 3 avaient un développement un peu retardé, un poids au dessous de la moyenne ; 3 étaient nettement cachectiques, très maigres, très peu développés, le poil sec et cassant.

Il est important de signaler ici dans quelles conditions avaient été inoculées les mères de ces petits devenus tuberculeux :

4 mères avaient été inoculées par voie digestive, 2 à 5 mois avant d'être fécondées.

4 mères avaient été inoculées par voie digestive, 15 à 18 jours avant d'être fécondées.

1 mère avait été inoculée par voie digestive, 3 mois avant d'être fécondée ; elle avait été réinoculée par voie digestive pendant la gestation, 10 jours avant la mise-bas.

2 mères avaient été inoculées par voie digestive, 1 mois avant d'être fécondées ; réinoculées par voie intra-pleurale pendant la gestation, 10 et 30 jours avant la mise-bas.

Ainsi la majorité des mères, dont les petits sont devenus tuberculeux, avaient été inoculées peu de temps avant d'être fécondées, et 3 d'entre elles avaient été réinoculées au cours de la gestation [1].

---

1. Il y a contraste évident entre les résultats obtenus dans la recherche de la tuberculose chez les petits issus de mères tuberculeuses, suivant que les recherches portent sur des petits, *in utero* ou à la naissance, d'une part ; ou sur des petits ayant vécu un ou plusieurs mois, d'autre part. Autant les résultats positifs sont rares dans le premier groupe, autant ils nous ont paru fréquents dans le second.

Il y a là une analogie frappante avec les résultats des observations recueillies en Pathologie humaine.

Comment interpréter ces faits ? Faut-il, suivant l'opinion généralement adoptée, admettre la très grande rareté de l'hérédo-tuberculose, et attribuer à une contamination effectuée après la naissance la fréquence de la tuberculose chez les petits issus de mères tuberculeuses et ayant vécu ?

Cette interprétation, quoique classique, nous semble cependant très discutable :

Tout d'abord, le fait qu'on ne constate que très rarement le passage des bacilles de la mère aux fœtus n'a pas une valeur bien sérieuse contre l'origine héréditaire de la tuberculose si souvent observée chez les petits âgés de quelques mois. Les bacilles ne pourraient-ils passer de la mère au fœtus beaucoup plus souvent qu'on ne le constate, mais en quantité trop petite pour que ni l'examen direct, ni même les inoculations ne parviennent à démontrer leur présence ; ce qui ne les empêcherait pas d'évoluer ultérieurement ?

D'autre part, la théorie de la contamination après la naissance ne paraît pas s'appliquer sans quelque difficulté aux résultats de nos expériences, étant données les conditions dans lesquelles elles ont été conduites : nous avons, en effet, pris soin d'isoler toujours, dès leur naissance, les petits avec leur mère, dans des cages stérilisées à chaque changement d'animal. Si nous n'avons pas séparé les petits d'avec leur mère pendant la période d'allaitement, c'est que

En réalité, la tuberculose congénitale semble moins exceptionnelle que l'indiquent les faits jusqu'ici produits. Si des autopsies même rapides ne laissent pas échapper des granulations tuberculeuses, on conçoit que des nécropsies, même minutieuses, ne puissent découvrir les bacilloses non folliculaires : ces formes larvées, en effet, ne sont révélables que par la recherche du bacille et les inoculations. Où en serait encore la Phtisiologie générale si, pour faire rentrer dans le cadre des tuberculoses, la pleurésie *a frigore*, l'érythème noueux, la typho-bacillose, la spléno-pneumonie, certaines septicémies..., nous avions exigé que ces affections nous donnassent, forcément et toujours, le follicule tuberculeux, en plus du bacille de Koch?

Les chiffres, du reste, importent moins ici que la valeur des observations, et dût leur nombre ne pas s'élever, elles suffiraient amplement à établir l'existence de la tuberculose congénitale avec laquelle, Accoucheurs, Praticiens et Puériculteurs ont plus à compter, peut-être, qu'ils ne l'imaginaient hier encore. C'est à tort, qu'à l'intérêt doctrinal de l'hérédo-tuberculose on voudrait opposer sa quasi rareté.

Contre la constatation irréfutable de la bacillose congénitale, ne sauraient prévaloir les constatations statistiques qui se plaisent à opposer l'énorme bilan des faits négatifs, escomptés : dans les laboratoires (**Gærtner, Koch, Max Wolf, Baumgarten, Grancher, Straus, Sanchez Tolédo** et d'autres encore); dans les abattoirs d'Augsbourg, de Copenhague, de Munich, de Dresde, de Lyon et de Paris; dans les services vétérinaires, tels ceux de **Kockel** et **Lungnitz**, où, sur 200 fœtus extraits de l'utérus de vaches atteintes de pommelière, sont notés deux fois seulement des rejetons tuberculeux. Que démontrent contre l'hérédo-tuberculose ces observations — à d'autres points de vue si intéressantes — de sous-cuti-réaction négative (**Hutinel, Küss**), chez

nous voulions étudier la façon dont ils se développeraient, et attendre chez eux l'apparition de dystrophies possibles. D'ailleurs, il est capital de faire remarquer qu'aucune des mères dont les petits sont devenus tuberculeux ne présentaient de lésions ouvertes susceptibles d'être une source de contagion; une seule d'entre elles avait été réinoculée par voie digestive pendant la gestation, et si, pour celle-ci, on peut supposer que l'intestin éliminait encore des bacilles par les fèces au moment de la naissance des petits, une pareille hypothèse est peu vraisemblable en ce qui concerne les autres mères, inoculées longtemps avant la fécondation (2 mois 1/2 au moins avant la mise-bas). Reste la possibilité de contamination des petits par le lait de la mère tuberculeuse. Cette contamination est admissible, mais pour certains cas seulement, et nous avons précisément, chez l'une de ces mères, démontré par inoculation la présence de bacilles dans ses glandes mammaires; mais il s'agissait d'une cobaye inoculée dans la plèvre au cours de la gestation, et succombant huit jours après la mise-bas avec des lésions généralisées de granulie.

des nourrissons nés de mères mortes phtisiques ou granuliques, quelques heures ou quelques jours après l'accouchement? En quoi, enfin, la rareté des nourrissons entachés de tuberculose, opposée à l'absence de tuberculose congénitale chez tant de nouveau-nés issus de mères tuberculeuses, restreint-elle l'intérêt de la question?

De la rareté, apparente ou réelle, de l'hérédo-tuberculose humaine et animale, on a donné plusieurs raisons.

On a invoqué la rareté de la bacillémie; le peu d'intensité et de durée des états baccillémiques. Cette première explication a singulièrement perdu de sa valeur depuis les constatations directes de **Jousset**, les inoculations de **Gougerot**, de **Nobécourt** et **Darré**. **Sitzenfrey** n'a-t-il pas vu le bacille dans la lumière d'un vaisseau de villosité placentaire? La vérité est que les bacilles circulants peu nombreux, ne restent pas longtemps dans la circulation. Ils sont absorbés, soit par les cellules endothéliales, soit par les leucocytes; ou bien, ils se fixent dans les tissus; ou bien encore, ils y sont détruits.

La seconde explication est fournie par la résistance de la barrière placentaire dont le rôle est, on le sait, mécanique, phagocytaire, antimicrobien et antitoxique.

Une troisième explication, d'ordre hypothétique, consiste à penser avec **Maffucci**, que le fœtus, en certaines conditions, saurait détruire ou annihiler, pour une part au moins, les bacilles ayant franchi la barrière placentaire.

La rareté de l'hérédo-tuberculose expérimentale pourrait encore s'expliquer par la date tardive d'inoculation des femelles sur lesquelles on expérimentait. C'est avec raison que **Hutinel** remarque que le plus souvent « les femelles sont inoculées en pleine gestation, ce qui réduit à un délai très court l'espace qui sépare l'infection maternelle de la naissance souvent prématurée des petits[1] ».

MÉCANISME DE L'HÉRÉDO-CONTAGION TRANSPLACENTAIRE : La présence du bacille chez le fœtus étant démontrée, reste à reconstituer les étapes de l'hérédo-contagion transplacentaire.

Dans les observations les plus complètes, on constate que, d'ordinaire, les lésions maternelles sont graves. Il s'agit de phtisie cavitaire, avec ou sans généralisations bacillaires; fréquemment une poussée

---

1. C'est pour échapper à cet écueil que, dans nos expériences avec **Laederich** nous commencions par infecter de tuberculose, cobayes, chiennes et lapines, avant de les faire couvrir,

granulique terminale emporte la malade. En pareilles conditions, la bacillémie, silencieuse ou bruyante, ensemence le placenta comme elle ensemence les autres organes ; entraînant, trop souvent, la mort pendant la grossesse, ou peu après l'accouchement prématuré. La bacillémie apparaît la condition indispensable de l'infection d'abord placentaire, puis fœtale ; aussi comprend-on que, plus la parturiante sera septicémiée et plus la bacillémie sera intense, plus le fœtus aura chance d'être infecté.

Les bacilles maternels arrivent par la circulation artérielle au placenta ; ils y pourront déterminer ou n'y pas provoquer de lésions.

La fréquence de ces tubercules placentaires a été diversement interprétée ; les statistiques récentes les montrent très communs (**Schmorl**). D'après **Lehmann**, on les trouverait dans 45 p. 100 des cas ; et d'après **Runge**, le moment le plus précoce de leur constatation serait après le quatrième mois. La fréquence de la *bacillisation* du placenta des tuberculeuses est autrement grande que ne l'indiquaient les protocoles d'autopsies et les examens histologiques, puisque des placentas, dépourvus de lésions apparentes, peuvent contenir des bacilles ; nombre d'inoculations et examens bactériologiques l'ont prouvé. C'est ainsi que **Novak** et **Ranzel** (*Wiener med. Woch.*, 5 mai 1910) traitant par l'antiformine[1] six placentas de tuberculeuses, paraissant normaux et sains, ont, dans le résidu de quatre d'entre eux, trouvé des bacilles de Koch.

Toutes les lésions de tuberculose peuvent se rencontrer ; **Schmorl** a pu observer des foyers tuberculeux : à la surface des villosités et dans les espaces intervilleux ; à l'intérieur même des villosités ; dans la caduque vraie ; dans le revêtement chorio-basal du placenta.

Ces lésions placentaires seraient la cause principale des infections fœtales : peu à peu, les infiltrations tuberculeuses envahissent les vaisseaux des villosités d'où part l'infection fœtale, et favorisent ainsi le passage, dans les vaisseaux fœtaux, des bacilles du placenta.

Pour certains auteurs, la présence de tubercules dans le placenta serait nécessaire pour expliquer le passage des bacilles : d'après **Nocard**, **Schmorl** et **Kockel**, « les bacilles ne triomphent de l'obstacle placentaire qu'à la condition de créer des lésions nécrotiques faisant brèche ». Toutefois, il semble démontré (par les cas dans lesquels le placenta apparaissait normal) que les bacilles peuvent traverser le

---

1. Qu'on sait détruire tous les tissus et respecter seulement les bacilles acido-résistants.

placenta sans laisser traces de leur passage. Pourtant **Auché** et **Chambrelent** affirment, que toutes les fois qu'un placenta, inoculé au cobaye, donnait un résultat positif, ils ont pu, sur ce placenta complètement examiné, déceler l'existence de granulations tuberculeuses.

Le passage des bacilles placentaires peut se faire au fœtus à deux époques :

1° Pendant la durée de la gestation ;

2° Pendant l'accouchement ; en effet, au moment des contractions utérines si violentes de l'accouchement, des effractions placentaires peuvent se produire et les bacilles passer dans les vaisseaux fœtaux déchirés et ouverts[1]. Quoique né bacillifère, le bébé pourrait, on le comprend, apparaître parfaitement sain, et des lésions tuberculeuses pourraient évoluer aussitôt après la naissance. **Lenenberger,** qui vient d'attirer l'attention des Accoucheurs sur cette pathogénie de la bacillose héréditaire, donne, à l'appui de son opinion, le dessin d'une villosité dont un vaisseau était rompu[2]. Dans cette même villosité, se voyait un bacille au centre d'un petit vaisseau, et, dans ce même placenta, un tubercule intervilleux.

Mais, ni la simple bacillisation, ni la tuberculisation du placenta n'impliquent forcément la bacillo-tuberculose du fœtus. Peut-être, pour expliquer le grand nombre de nouveau-nés échappant à la contamination de leurs mères phtisiques, faut-il rappeler que le placenta n'oppose pas seulement un obstacle mécanique au passage des bacilles ; il a aussi, par ses grandes cellules plasmodiales, un rôle phagocytaire destructeur des microbes ; sans oublier non plus son rôle bactéricide et antitoxique. Si la preuve n'a pas été donnée

1. Il est du plus grand intérêt de remarquer que la tuberculisation du placenta peut, pour les mêmes raisons, mettre la mère en danger de bacillémie au moment de l'accouchement et de la délivrance. Les lésions tuberculeuses placentaires, par suite du brassage du placenta pendant l'accouchement, seraient la cause principale de la diffusion de la tuberculose chez la mère, après l'accouchement. On conçoit, en effet, que la manière de trituration subie par les villosités tuberculeuses — surtout lors d'accouchements longs et compliqués — déchire les vaisseaux maternels et permette la pénétration des bacilles des tubercules placentaires. La plaie placentaire, résorbant les bacilles, peut être le point de départ d'une scepticémie bacillaire, de même que la plaie ostéo-articulaire d'une coxalgie opérée a, parfois, été l'occasion d'une granulie. On pourrait, de cette façon, expliquer la fréquence relative des lésions tuberculeuses para-utérines chez les femmes qui meurent de granulie, quelque temps après l'accouchement.

2. Les choses étant ainsi, il y aurait avantage chez les nouveau-nés de mères poitrinaires, particulièrement atteintes, à lier immédiatement le cordon, afin d'éviter l'inoculation du fœtus avant la délivrance.

à propos même de la tuberculine et du bacille de Koch, elle a été faite par **Charrin et Delamarre,** en ce qui concerne d'autres toxines microbiennes, notamment à propos de la toxine diphtérique.

Le placenta se laisse donc traverser, et cela d'autant mieux que la toxémie maternelle semble diminuer l'imperméabilité du filtre placentaire. **Charrin** et **Declert** ont, en effet, démontré (1894) qu'une toxémie microbienne diminue notablement l'imperméabilité du placenta aux microbes[1].

Les bacilles, une fois franchi le placenta, passent dans le sang du cordon ombilical (où maints observateurs les ont constatés directement). Le sang ombilical bacillifère se divise en deux courants : l'un, parvient directement au cœur par l'intermédiaire du canal veineux d'Arantius et de la veine cave inférieure, pour se disséminer au travers de tout l'organisme fœtal; ainsi peuvent se comprendre les tuberculoses congénitales (sans lésions hépatiques) caractérisées par des nodules généralisés, tous de même âge. L'autre courant pénètre directement le foie, pouvant s'y arrêter et s'y fixer, ou le traverser, pour se déverser dans le cœur, et de là, dans la circulation générale.

Circulant dans le fœtus, les bacilles y produisent des adultérations dont il témoigne de deux façons : la première par des réactions que caractérise la présence de tubercules visibles à l'œil nu, c'est la **tuberculose folliculaire fœtale;** la seconde ne se révèle, à l'autopsie, par aucune lésion visible; même histologiquement manque la production folliculaire, et la présence des bacilles sera dénoncée seulement par l'examen direct ou par les inoculations : c'est **la bacillose fœtale non folliculaire.**

La tuberculose folliculaire congénitale est plutôt rare; ses lésions sont d'ordinaire généralisées, les granulations envahissent le foie, la rate, le poumon, le rein, l'intestin. Le poumon de l'enfant qui n'a pas respiré est, d'ordinaire, peu atteint; presque toujours, il est lésé secondairement au foie, la tuberculose fœtale n'ayant pas de prédilection pulmonaire. La tuberculose fœtale n'aime pas le poumon, en dépit du dire de **Berti, Rindfleisch** : dans les cas mêmes où la granulie était diffuse, on a noté les nodules pulmonaires, moins nombreux et de date

1. Injection à des cobayes pleines, de tuberculine ou de malléine, puis inoculation de culture de bacille pyocyanique. Une femelle témoin recevait le bacille pyocyanique seul; le lendemain, tous ces animaux étaient sacrifiés, et des ensemencements sur gélose faits avec leurs fœtus. Seuls, les fœtus de la cobaye témoin ne donnaient pas de culture de pyocyanique.

plus récente, que dans les autres tissus. La bacillose fœtale se montre plutôt hépato-splénique ; il lui arrive pourtant, après avoir envahi le foie, de gagner les ganglions du hile, et, par eux, les chaînes ganglionnaires médiastinales ; mais il ne semble pas exact de penser, avec **Baumgarten, Hencke, de Renzi**, que la tuberculose congénitale affecte avec prédilection les ganglions bronchiques.

La tuberculose localisée peut atteindre d'autres organes que le foie et les ganglions ; la preuve en est, qu'on a vu des tubercules dans la moelle des os, dans les capsules surrénales.

La structure histologique desdits tubercules, autant qu'on en peut juger par des protocoles presque toujours succincts, ne présente rien de particulier. Presque toujours le nombre des bacilles est grand, formant des amas très serrés ; quelquefois (par exemple dans le cas de tuberculose surrénale rapporté par **Schmorl** et **Kockel**) les bacilles sont aussi rares que chez l'adulte.

La bacillose non folliculaire ne se traduit aux autopsies par aucun nodule, d'où, l'appellation de tuberculose sans lésion ou de tuberculose atypique, qu'on lui donnait jusqu'à ces derniers temps. Rien ne peut a priori faire soupçonner que le nouveau-né soit bacillisé. A l'examen histologique, on trouve seulement dans les viscères des lésions congestives et dégénératives communes à toutes les toxi-infections : lésions congestives et dégénératives que nous avons signalées dans la typho-bacillose[1] et dans les autres bacillo-tuberculoses aiguës, à symptomatologie septicémique.

Dans cette forme congénitale non folliculaire de bacillo-tuberculose, il est indispensable, pour démontrer la virulence bacillaire du fœtus, de pratiquer l'inoculation du sang et des viscères, surtout celle du foie et, pour constater directement le bacille de Koch, de faire l'examen histobactériologique par la méthode de Ziehl. Les bacilles sont assez rares et nécessitent de très longues et patientes recherches ; souvent on découvre ces bacilles seulement dans la lumière de capillaires et de petits vaisseaux. Ces observations de bacilloses fœtales appuyées sur de telles démonstrations : inoculations positives, constatations directes du bacille, apportent à la Phtisiologie générale une nouvelle preuve de la non rareté des bacilloses non folliculaires.

Les observations parfois riches en détails anatomopathologiques, sont, par contre, généralement pauvres en renseignements cliniques. La

---

1. **L. Landouzy** : La typho-bacillose. *Cliniques de la Charité* (1883-1884) — *La Semaine Médicale* (1891) — *Congrès de la tuberculose* (1891) — *Congrès International de la Tuberculose de Washington* : in *Presse Médicale*, 24 octobre 1908.

symptomatologie n'a rien de caractéristique : le bébé, même s'il est
né à terme, paraît simplement malingre; son poids est inférieur à la
normale; le meilleur qualificatif qui lui convienne est celui d'**athrepsique**, tant il apparaît mal nourri, mal développé. L'examen des organes
donne peu de résultats, et encore ceux-ci sont-ils inconstants : le foie
et la rate peuvent être hypertrophiés, avec moins de fréquence cependant que dans les tuberculoses acquises de la première enfance.
En tous cas, c'est l'appareil respiratoire qui fournira le moins à la
symptomatologie; comme c'est, du reste, la règle assez générale pour
tout ce qui concerne les tuberculoses septicémiques.

Nul étonnement, que l'étude de ces bacillo-tuberculoses congénitales
soit à peine ébauchée; puisque dans un même ordre d'idées il n'y a
pas si longtemps qu'on est convaincu de la fréquence de la tuberculose des enfants du premier âge.

DISCUSSION DES INFECTIONS BACILLAIRES ATTÉNUÉES DU FŒTUS, PERMETTANT SA SURVIE

(Théorie de la latence des germes de **Baumgarten***).*

Dans les observations précédentes d'hérédo-tuberculose, où le
bacille a pu être démontré bactériologiquement, la survie du bébé
avait été fort courte. Aussi, beaucoup d'auteurs ont-ils admis schéma-
tiquement : 1° que la présence de bacilles chez le fœtus amenait fatalement la mort rapide; 2° que l'enfant hérédo-tuberculeux survivant
n'avait été imprégné que par des poisons tuberculeux. Cette opinion
nous semble trop absolue : à côté des bacillo-tuberculoses fœtales
mortelles, n'existerait-il pas des bacillo-tuberculoses fœtales moins
intenses, qui permettraient non seulement le développement complet
du fœtus, mais encore une survie suffisante, grâce au petit
nombre et à la faible virulence des bacilles inoculés? C'est là l'hypothèse que soutint **Baumgarten** : le bébé hérédo-tuberculeux naîtrait
avec quelques bacilles; ces bacilles, et les lésions qu'ils provoquent,
restent latents plus ou moins longtemps et ne se développent plus
tard qu'à l'occasion de causes adjuvantes : rougeole, coqueluche, etc.
D'après Baumgarten, une tuberculose développée, soit à l'adolescence, soit à l'âge adulte, pourrait donc être due à la pullulation de
germes de contagion fœtale.

La plupart des auteurs ont rejeté cette hypothèse, le plus souvent même sans discussion. Au contraire, **Liebermeister**, **Lannelongue**, **Maffucci** lui ont donné l'appui de leur autorité. Bien des faits me laissent l'impression que cette hypothèse contient une part de vérité, et j'ai rapporté des observations semblant démontrer que « le bébé pouvait naître non pas seulement bacillisable, mais encore bacillisé... bébés élevés exclusivement au sein; par une excellente nourrice, loin de la mère tuberculeuse — ou loin du père tuberculeux, par une mère saine — ou encore élevé à côté des père et mère tuberculeux, mais non tousseurs. Les parents lui lèguent, non seulement le terrain, mais encore la graine[1] ». « La tuberculose congénitale, dit **Hutinel**[2], n'a pas été rencontrée seulement chez des fœtus mort-nés ou des nourrissons succombant de bonne heure, elle a été vue également chez des enfants bien constitués et parfaitement viables »; ces enfants si légèrement bacillisés auraient donc pu vivre.

De nombreux faits plaident encore, en faveur de cette hypothèse de la latence des bacilles : constatation de bacilles rares, et de tubercules discrets aux autopsies d'hérédo-tuberculeux ; et l'on sait que chez l'enfant des lésions aussi atténuées peuvent sommeiller longtemps. « Nous ne nions pas, dit **Hutinel**, que des tuberculoses précoces ou même congénitales, atténuées dans leur virulence, puissent s'arrêter et guérir; nous avons parfois trouvé des foyers calcifiés qui témoignent de cette évolution : mais ces faits ne constituent qu'une exception. »

La théorie de la latence des germes de **Baumgarten** mérite d'autant plus considération qu'elle a pour elle non seulement la Clinique, mais encore des constatations, anatomiques, bactériologiques, expérimentales, ainsi que toutes les suggestions de la Phtisiologie générale.

Cette discussion est de grande importance, car si l'existence de ces infections bacillaires permettant la survie était démontrée, il en résulterait que nombre de dystrophies, que nombre de terrains prédisposés ou immunisés dont nous allons aborder l'étude, relèveraient non seulement d'une intoxication du fœtus, mais encore de sa bacillisation. La survie enfin des nourrissons, congénitalement bacillisés, impliquerait la crainte du réveil des bacilles que l'enfant apporte en venant au monde.

---

1. **Landouzy** : *Revue de médecine*, 1891, p. 240. — **Jacobi**. *II° Congrès de tuberculose*, p. 327.

2. Rapport au *XIII° Congrès internat. de médecine de Paris*, 1900, p. 296.

II

HÉRÉDITÉ DE TERRAIN

(Hérédité dystrophiante.)

Dirigeant pendant sept ans la crèche de l'hôpital Tenon, j'ai fait auprès de 2.000 mères, qui passaient par mon service, une enquête sur leur fécondité. J'étais frappé de la multiléthalité sévissant sur les produits de conception des épouses de tuberculeux. La multiléthalité fœtale; la multiléthalité des nourrissons quelques heures ou quelques jours après l'accouchement; le chétivisme des nouveau-nés ; certains faits de tuberculose d'apparition précoce et de marche rapide m'étaient apparus *héréditaires*. Cette hérédité avait à mes yeux son explication dans l'imprégnation toxi-microbienne du spermatozoïde, de l'ovule ou de l'œuf, de même façon que chez les fils de fracastoriens.

« Quand on songe, disais-je, aux perversions organiques et fonctionnelles qui attendent les enfants procréés par des pères intoxiqués de saturnisme, d'alcoolisme ou de syphilis, on est moins surpris de ce que deviennent les produits des générateurs tuberculeux; on reste moins étonné qu'un ovule maternel, au contact du plasma spermatique imbibé de tuberculine, puisse être adultéré dans sa substance et dans sa vitalité! De cette conjonction morbide peuvent résulter des modalités organiques et fonctionnelles imposées au fœtus, telles, que celui-ci puisse venir au monde avec une constitution et un tempérament faisant de cet héritier de tuberculeux un être qui, par son habitus *lymphatique*, dénoncera son origine. »

Ni l'habitus, ni la constitution, ni le chétivisme, ni la fragilité de ces dégénérés n'avaient (je le rappelais en commençant) échappé à la sagacité de certains phtisiologues. C'était même la constatation des traits particuliers sous lesquels apparaissait la lignée des poitrinaires, qui amenait les anciens à faire de la tuberculose une *diathèse hérédi-taire*.

A mon tour, avec des yeux avertis, je regardais comme les descendants de tuberculeux, « ces sujets, souvent prématurés, nés de petite taille; de faible poids; au squelette étroit et mince; aux attaches grêles; aux extrémités graciles; faciles au refroidissement et à la cyanose ; aux doigts allongés, parfois hippocratiques ; à la peau fine et molle, aux veinosités transparentes ; au pelage précocement développé, surtout dans la région interscapulaire ; aux engorgements ganglionnaires habituels ; au facies pâle ; à l'œil porcelainé, abrité sous de longs cils ; à la voûte palatine ogivale et décolorée ; aux narines et aux lèvres un peu épaisses ; aux grosses amygdales ; au catarrhe nasal et bronchitique facile ; aux réactions thermiques intensives..... »

« **Dans** la foule des abâtardis, dont l'alcoolisme, le saturnisme, le paludisme, la syphilis, etc., peuplent le monde civilisé, les fils de tuberculeux, pour être mêlés, ne sont pas confondus. Dans l'armée des dégénérés, ils forment une cohorte reconnaissable : leur air de famille, non moins que leur destinée, ne trompe guère un médecin exercé qui reconnaît en eux autant de candidats à la tuberculose. A la bacillo-tuberculose, mieux peut-être encore qu'aux autres états diathésiques héréditaires, j'ai fait, avec une variante, l'application du fameux axiome du Droit romain fixant la paternité : *pater est quem natorum morbi demonstrant*. C'est la même opinion qu'exprimaient, il y a un demi-siècle, les maîtres de la Clinique française : **Chomel, Lugol, Grisolle, Bazin**. »

Ce sont toutes ces tares humorales, organiques et fonctionnelles, apportées en naissant par les fils de tuberculeux, qui conditionnent les **états constitutionnels héréditaires** décrits sous les noms de : *dystrophies hérédo-tuberculeuses ou hérédités de terrain* ; *hérédo-tuberculoses dystrophiantes, atypiques* : **L. Landouzy** ; ou, plus récemment, sous le nom de *hérédo-dystrophie paratuberculeuse* : **Mosny**.

I. Troubles dystrophiques immédiats. — L'imprégnation tuberculeuse peut se manifester :

Avant la fécondation, par incapacité des cellules sexuelles à la fécondation. Cette perversion expliquerait la stérilité de certaines tuberculeuses.

Pendant la gestation, par l'incapacité ou les difficultés de l'ovule fécondé à se développer, d'où les monstruosités ; la mort du fœtus *in utero* ; les avortements et les accouchements prématurés ;

A la naissance, par la mort rapide des nouveau-nés ; la multiléthalité infantile ; les malformations et les troubles de développement que montrera le nourrisson dès les premiers jours ou au cours des premiers mois ; les dystrophies externes ou internes : celles-là, représentées par l'habitus scrofuleux, l'infantilisme, le nanisme, le juvénilisme, le chétivisme ; celles-ci, représentées par le rétrécissement mitral, les lésions du foie, l'aplasie artérielle, l'emphysème pulmonaire, etc., représentées encore par un état humoral dont l'analyse mérite d'être entreprise par tous les moyens nouveaux d'exploration : examen du sang des nouveau-nés par la méthode d'Arloing-Courmont, par la méthode de Bordet-Gengou [1].

Tous ces états dystrophiques constituent les accidents immédiats de l'hérédo-tuberculose dystrophiante.

Dans ces accidents immédiats, rentrent :

a) les monstruosités, telles : l'observation de **Torcomian** : monstre amencéphale, issu d'un père tuberculeux et succédant à un enfant mort macéré ;

l'observation de **Sarvey** : fœtus monstrueux, issu de parents tuberculeux, affectés de mal de Pott ;

l'observation de **Bouteillier** : monstre pseudencéphale, né d'un père phtisique ;

l'observation d'**Edmond Fournier** : enfant monstrueux, né à huit mois, ayant vécu quatre minutes, et présentant avec six doigts à la main gauche, un nez en trompe sans cloison.

b) La gemellité et les malformations vues par Keim [2].

c) L'accouchement prématuré, observé 17 fois dans les 3o cas de **Charrin et Delamarre** : 3 fois à 6 mois, 11 fois à 8 mois, 3 fois à 8 mois.

d) La mort rapide. — « Il y a longtemps, disais-je en 1891, que j'ai montré d'après des faits nombreux relevés à la crèche de l'hôpital Tenon, qu'il n'était point exceptionnel de voir des tuberculeuses et des épouses de tuberculeux, après un premier enfant tuberculeux, avoir toute une série de grossesses finissant avant terme ou aboutissant à la naissance d'enfants *malingres, chétifs, de faible poids, de petite taille,* succombant ; soit athrepsiques quelques semaines après

1. Ainsi, par la méthode de Bordet-Gengou, **Parisot** fils a pu récemment déceler l'existence d'anticorps tuberculeux dans le sang maternel, et dans le sang d'un fœtus de sept mois, né d'une mère morte de laryngite bacillaire avec cavernes et infiltration des deux poumons.

2. **KEIM** (Obs. V de *Jeanneral*) : *Société obst.,* Paris, juillet 1899.

La mère, issue d'un père tuberculeux et d'une mère morte d'une maladie inconnue, est petite, chétive, naine, atteinte de tuberculose pulmonaire. Elle présente quelques malformations : maxillaire supérieur proéminent, implantation vicieuse des dents, qui sont de grandeurs inégales : incisives latérales atrophiées, alors que les médianes sont hypertrophiées.

Elle met au monde deux jumeaux ; l'un paraît normal, l'autre a des malformations des membres inférieurs : le membre droit est plus petit, plus grêle que le gauche ; la peau s'arrête à la partie moyenne de la cuisse ; toute la partie inférieure est privée d'épiderme. Il semble qu'il y ait luxation congénitale de la hanche.

l'accouchement; soit tuberculeux dans le cours de leur première année, parfois à l'occasion du sevrage ou de la dentition, le plus souvent sans motif apparent. » Ils succombent « en bas âge, sans syndrôme symptomatique éclatant, sans grand appareil anatomo-clinique, en tout cas, sans signe de tuberculose grossière, si bien que leur décès est fréquemment classé sous la rubrique : débilité congénitale[1] ».

Les statistiques de **Squirre, Charrin** et **Gley** ont entièrement confirmé ces affirmations.

e) Hypotrophie, chétivisme et lésions viscérales. — « Qu'il vienne au monde mort-né ou vivant, l'enfant est, fréquemment, petit, débile (la moyenne du poids de ces enfants venus à terme est de 2.250 au lieu de 3.300-3.500. **Charrin** et **Delamarre**) ; la peau est ridée sur tout le corps. Sur la face amaigrie, qui, suivant la comparaison classique, rappelle d'une façon frappante celle d'un vieillard, on trouve une singulière expression de souffrance. La vie peut ne durer que quelques heures ; quand elle est plus longue, on peut voir la mort survenir sans que le sujet ait présenté le moindre symptôme de maladie aiguë. » (**Charrin**.) Sur les 30 observations de **Robelin**, un bébé a atteint 7 mois, la moyenne des survies est *21 jours* (**Rivière**). Par exception, cette hypertrophie peut se prolonger et l'enfant survivre plusieurs années avec les attributs « hypotrophiques ».

A l'autopsie de ces nouveau-nés dystrophiques, un examen minutieux ne découvre pas de nodules tuberculeux.

Le foie est constamment lésé, et avec lui d'autres organes peuvent être atteints : corps thyroïde, reins. surrénales, parfois cœur, rate, muscle. (**Charrin** et **Nattan-Larrier**.) Dans un cas de Charrin et Delamarre, les hémorragies étaient généralisées.

Histologiquement, les lésions du foie sont prédominantes, elles sont variables. Sur les 8 cas de **Charrin, Nattan-Larrier** et **Delamarre**, on relève cinq fois de la congestion. « Dans l'observation I, l'aspect de la coupe rappelle celui du vieux foie cardiaque ; dans l'observation IV, en dehors de cette congestion, il existe de la dégénérescence cellulaire. Dans l'observation VI, on note l'augmentation du tissu conjonctif et la désorientation des trabécules hépatiques ». **Robelin** insiste sur la *fréquence de la congestion* du foie : obs : VIII, XIV, XVII, XVIII, XXX ; du rein : obs. VIII, XII, XXI, XXII, XXVII, XXVIII ; du cœur et capsules surrénales : obs. XX ; du poumon : obs. XXI et XXII, — sur la *fréquence des hémorragies* du foie : III, XX, XXI, XXX ; du rein : obs.

---

(1) **L. Landouzy** · Revue de médecine. *loco citato*, 1891.

III, XII, XX ; de la moelle : obs. XX, XXII ; des méninges, cerveau et ventricules cérébraux, obs. XXX. « Chez un seul rejeton, la sclérose a paru prendre la disposition de la cirrhose biveineuse. On a vu, également, l'hypertrophie du foie s'associer à la dégénérescence graisseuse. » (**Rivière**, p. 3o.)

L'hypoplasie viscérale est marquée. Si, pour éviter toute cause d'erreur, on ne prend avec **Robelin** que les organes des enfants venus à terme, on trouve que le foie pèse 75, 82, 85 grammes dans les observations XXII, XII et III (au lieu de 1o5 à 123 grammes, d'après Hecker et Buhl). Le cœur dans l'observation XXII ne pesait que 1o grammes (au lieu de 16)[1]; les deux reins dans l'observation XII, que 17 grammes au lieu de 21. L'hypoplasie cardiaque se complète d'une étroitesse des vaisseaux, ainsi qu'il semble résulter de quelques mensurations de **Robelin**. Il est à noter encore que, dans les trois observations IX, X, XII, « la moelle des os était pauvre en hématies nucléées, que chez deux d'entre eux, la mitose des follicules de la rate était nulle ou sensiblement atténuée. Or, on ne peut s'empêcher de penser que ces trois lésions, hypoplasie cardiaque, hypoplasie vasculaire, hypoplasie des tissus hématopoiétique constitueront un terrain de choix à l'éclosion de la chlorose ».

Expérimentatement, **Charrin** (Journal physio. et path. gén. 19o8), **Nattan-Larrier** (thèse 19o1) ont reproduit ces lésions dégénératives du foie chez le cobaye.

Dans les observations I et III, il y avait sclérose thyroïdienne, mais alors que dans l'observation I les vésicules thyroïdiennes, mal marquées, « contiennent très peu de colloïdes, dans l'observation III, il y a abondance de cette matière ».

Dans l'observation V et VI, on trouve des lésions de *néphrite*. Dans l'observation V, on note quelques cylindres et des globules blancs dans les glomérules. Dans l'observation VI, congestion des glomérules, exsudat albuminoïde et cellules épanchées dans la cavité glomérulaire ; cylindres granulo-graisseux.

Charrin et ses élèves notent encore : dans deux cas, la dégénérescence des fibres du myocarde (gonflement des fibres et disparition de la striation) avec hémorragies sous-péricardiques ; altérations atrophiques de la rate (obs. VII) ; lésions des surrénales, du thmyus, etc...

Tous les organes peuvent donc être atteints. Les lésions sont variables : congestion allant jusqu'à l'hémorragie, sclérose, dégénérescences cellulaires.

---

1. Trois fois (obs. V, XIII, XXVIII), il n'y avait hypertrophie du ventricule gauche, de nature restée inconnue.

f) Multiléthalité. — « La multiléthalité, enseignais-je à la crèche de l'hôpital Tenon, apparaît commune en matière d'hérédo-tuberculose. » Entre beaucoup d'exemples, je rappellerai seulement cette observation d'une de mes malades, citée par **E. Fournier**[1] dans sa thèse :

« Mère tuberculeuse, 16 grossesses, 11 enfants morts.

« Valentine A... (femme de C. L..., quarante-sept ans, homme de peine, solide, bien portant, paraissant indemne d'alcoolisme et d'affection vénérienne), trente-six ans ; étisique, anorexique, fébricitante, toussant, crachant du sang, ramollie du sommet droit.

« 16 grossesses en vingt ans. 11 enfants morts, 2 de convulsions, 1 d'inflammation d'entrailles, 5 de méningite, 3 mort-nés, 5 vivants. »

Une observation de **Keim**[2] semble être un bel exemple d'hérédo-tuberculose d'origine paternelle provoquant la mort de l'enfant.

« Mari tuberculeux depuis trois ans.

« Avant le début de la maladie du mari, 4 grossesses ; les enfants sont nés à terme et vivants.

Le cinquième enfant (le premier né depuis le début de la tuberculose maritale) vint à terme, mais mort et macéré.

« Une sixième grossesse se termine également par un enfant mort et macéré. »

II. Troubles dystrophiques contemporains ou postérieurs a la naissance. — Le bébé issu de mère ou de père tuberculeux survit et grandit :

Tantôt et assez rarement, il ne paraît présenter aucune tare, à peine semble-t-il moins vigoureux que d'autres enfants ; c'est la forme la moins grave de l'hérédo-dystrophie, pourtant l'avenir n'est pas à l'abri de menaces, car ces enfants paraissent prédisposés à la tuberculose, et ils la contracteront d'autant plus facilement qu'ils resteront dans la famille tuberculeuse au milieu de tous les contages bacillaires, d'autant mieux que leur aspect presque normal n'incitera pas la famille à des précautions spéciales.

Tantôt, le bébé hérédo-tuberculeux reste un débile, un malingre, un chétif, sans pourtant présenter des malformations frappantes. Le développement de ces hérédo-tuberculeux est toujours parsemé d'accidents. Chaque effort physiologique : dentition, puberté est prétexte de complication et le dystrophique arrive péniblement à l'adoles-

---

1. Observation CCCLXVIII de la *Thèse d'Edmond Fournier*.
2. Observation IV de la *Thèse de Jeannerat*, Paris, 1900 : Contribution à l'étude de la paratuberculose.

cence. « Ce qu'on nommait jadis l'habitus tuberculeux, est dans une large mesure l'effet d'un retard ou d'un arrêt de développement », dit **Delpeuch** ; et c'est souvent au moment de la puberté que se révèleront des tares congénitales demeurées jusque-là latentes. C'est encore à cette échéance de la puberté « que l'organisme de l'hérédo-tuberculeux épuisé par tant d'efforts paye le plus lourd tribut à l'endémie tuberculeuse ».

Tantôt, le bébé hérédo-tuberculeux s'impose dès les premières années comme un scrofuleux. « Ces héritiers de tuberculeux, disais-je en 1882, dénoncent leur origine par leur aspect lymphatique » et ils présentent de la scrofule tous les accidents bénins et graves : tuméfactions ganglionnaires, adénites suppurées et ulcérées, écrouelles, lichen scrofulosorum, coxalgie, etc.

Tantôt enfin, l'enfant est atteint de dystrophie bien caractérisée. Il serait impossible de passer en revue toutes les dystrophies que l'on peut rattacher à l'hérédo-tuberculose. Dès le début de mes travaux j'ai insisté sur leur polymorphisme ; « leur nombre est illimité, répète justement **Mosny**[1], et l'on peut dire qu'il n'est guère de fait de débilité native, d'infantilisme précoce ou tardif, aucune malformation congénitale, qui n'ait été ou ne puisse être porté à l'actif de l'influence héréditaire de la tuberculose ».

Il nous suffira de citer celles qui, par leur fréquence ou leur gravité, s'imposent à l'examen averti des cliniciens :

1° Dystrophies générales graves : nanisme et infantilisme (associé ou non à d'autres dystrophies et accidents, cyanose, etc.) ;

2° Dystrophies générales ou partielles **extérieures** (infantilisme incomplet, chétivisme) ;

3° Troubles de la nutrition des hérédo-tuberculeux ;

4° Malformations internes viscérales :

cardiaques . . . . rétrécissement mitral.

angéio-hématiques . . . . { rétrécissement de l'artère pulmonaire ; aplasie artérielle ; chlorose.

glandulaires ; hépatiques ; rénales. . { scléroses et dégénérescences constituées, ou simple débilité.

---

1. **Mosny** : La descendance des tuberculeux, in *Revue de la Tuberculose*, août-novembre 1901.

broncho-pulmonaires . . . .
- dilatation des bronches ;
- emphysème ;
- asthme.

nerveuses.

lésions constituées . . .
- hydrocéphalie ;
- porencéphalie ;
- spina-bifida ;
- maladie de Little ;
- paralysies spasmodiques ;
- syringomyélie ;
- arriération.

simple fragilité d'appareils prédisposant aux syndromes . . . . . .
- hystérique ;
- épileptique ;
- neurasthénique ;
- choréique.

Les manifestations des dystrophies hérédo-tuberculeuses ont-elles un aspect clinique spécial qui en permette le diagnostic? Pour certains auteurs, les tares de l'hérédo-tuberculeux ne diffèrent pas des dystrophies de l'alcoolisme ou des maladies infectieuses.

Pour d'autres, elles comportent quelque chose de spécial : **G. Ogilvie, H. Zilgien, Canu**[1], **Variot**[2].

Hutinel, après avoir rappelé la thèse contraire, dit : « Il n'en est pas moins vrai que certains indices, minimes parfois, et cependant suffisants, permettent de dire d'un enfant : « Voilà un fils de tuberculeux. » « Hutinel reconnaît que chacune (des grandes dystrophies héréditaires : alcoolique, syphilitique) a bien ses tares préférées, mais cette prédilection, ajoute-t-il, n'ira pas jusqu'à la spécificité absolue!... la tuberculose détermine de préférence les hypoplasies angiohématiques : le rétrécissement mitral pur, le rétrécissement de l'artère pulmonaire, la chlorose. »

Quelques-unes de ces dystrophies méritent plus qu'une simple mention.

Les types de dystrophies *générales*[3] ou *partielles* sont représentés surtout par l'infantilisme, quelles que soient, du reste, ses variétés :

---

1. **G. Ogilvie, H. Zilgien, Canu**, in *Congrès international de la Tuberculose*, Paris, octobre 1905, p. 271.

2. **Variot** : L'influence de l'hérédité morbide sur le développement du nourrisson . *Clinique infantile*, 1909, p. 325 et 364.

3. Peut-être conviendrait-il de rapprocher de ces dystrophies généralisées les malformations de certains *rachitismes congénitaux ou précoces* observés chez les nouveau-nés hérédo-tuberculeux?

tel l'infantilisme complet du jeune garçon cité par **Courtois-Suffit**;
telle l'observation de **Delpech** : rétrécissement mitral et arrêt de développement chez une jeune fille de vingt-cinq ans, morte d'asystolie;
telle l'observation de **E. Fournier**, d'une infantile de dix-sept ans,
issue de père phtisique et mère tuberculeuse (observation de la thèse
de Mlle **Browner**, p. 54), avec luxation congénitale de la hanche droite;
telle l'observation X de la thèse de **Springer** : Père tuberculeux, mère
semblant indemne. Sur onze enfants, cinq vivants, dont deux scrofuleux et un infantile. Cet infantile, âgé de quinze ans, n'en paraît avoir
que neuf à dix. Arrêt de développement total sans déformations
osseuses, sans lésions viscérales; les organes génitaux sont ceux d'un
enfant de trois ans : les testicules descendus dans les bourses ne sont
pas plus gros que des petits pois, il n'y a pas trace de poils. Il ne
tousse pas, il n'a pas de lésion pulmonaire. Aucune cause en dehors
de la tuberculose paternelle ne paraît pouvoir expliquer cet infantilisme; tel le cas d'infantilisme avec cyanose congénitale, rapporté par
Gastou et **Emery**; tel le cas d'hypotrophie prolongée rapporté par
Variot [1].

Plus fréquentes que le type *infantilisme*, sont les dystrophies générales ou partielles *externes*. Par la désignation de dystrophies *externes*,
nous visons les seules dystrophies dont témoigne l'habitus de l'enfant
du prémier âge.

Laënnec considérait le resserrement de la poitrine (dont il faisait,
une prédisposition à la phtisie) comme une malformation particulièrement propre aux descendants de tuberculeux.

Andral, **Hirtz**, dans sa thèse de Strasbourg, 1856, décrivent ces
malformations des hérédo-tuberculeux : « Parfois, chez les descendants de tuberculeux, la croissance rapide pendant l'enfance, se trouble
et s'arrête à l'époque de l'adolescence; ce sont alors des êtres chétifs,
aux muscles grêles et mous. Les os plus longs, fluets, s'ossifient de

---

1. **G. Variot** : Hypotrophie prolongée chez un garçon de huit ans, par hérédité
paternelle, tuberculeuse et alcoolique ; in *La Clinique infantile*, 1906, p. 201.
Ce garçon de huit ans, débile à sa naissance, reste en état de nanisme atténué
sans aucune difformité apparente (poids, 12 kilogrammes seulement; taille,
119 centimètres). Mère bien portante. Père, buveur, mort à cinquante et un ans
de tuberculose pulmonaire.
Des cinq frères et sœurs : deux vivants assez bien portants ; une sœur morte
était coxalgique ; un frère, né aveugle, est mort de méningite ; un autre mort à
Berck (probablement d'affection tuberculeuse); une autre sœur, pottique, morte
de méningite ; un autre frère mort à vingt-deux mois de gastro-entérite.
2. **L. Landouzy** : *Loco citato*, *Revue de Médecine*.

bonne heure et les dents apparaissent irrégulièrement. » Ces dégénérés peuvent, disait Andral, se rapprocher de la constitution de l'enfant, « descendre l'échelle zoologique », c'est ce que **Lorain** appelle infantilisme. (**Lasègue, Faneau de la Tour**, *Thèse de Paris*, 1871.)

L'exiguïté de la poitrine; l'aplatissement du thorax; l'aspect général chétif; l'infantilisme; le féminisme; les doigts hippocratiques; les muscles grêles et mous; les articulations grosses, les testicules atrophiés, rentraient dans la description que **Hanot** donnait, en 1895, des hérédités tuberculeuses homœmorphe et hétéromorphe.

Ricochon, s'appuyant sur une longue pratique clinique, décrit, lui aussi, de nombreuses malformations chez les hérédo-tuberculeux. « Moi, qui suis né dans la contrée où j'exerce la médecine, dit-il, j'ai pu, depuis trente ans, suivre ces familles de tuberculeux et je suis arrivé à relever sur elles des stigmates morbides, des malformations congénitales dont la constance et la répétition ne sauraient être fortuites, et qui sont devenus pour moi comme des signes spécifiques du terrain organique naturellement tuberculisable. » Le même auteur, sur 49 familles ayant toutes compté des tuberculeux, relève 48 cas de luxation congénitale de la hanche.

La plupart de ces stigmates d'hérédo-tuberculose ont si grande ressemblance avec les malformations d'hérédo-syphilis que cette constatation m'avait amené à poursuivre le parallèle entre les deux grandes *diathèses* (ainsi parlaient nos pères) non seulement sur le terrain symptomatologique, mais encore sur le terrain pathogénique.

Cette même comparaison qui s'imposait à mon esprit dans la crèche de l'hôpital Tenon où se coudoyaient dans les lits et les berceaux mères et bébés tuberculeux ou syphilitiques, **Edmond Fournier** la reprend dans sa Thèse. De sa pratique de la consultation de l'hôpital Saint-Louis où « surabondent aussi les tuberculeux », l'auteur conclut que, « dans la plupart des cas, les dystrophies des hérédo-tuberculeux peuvent être comparées à celles des hérédo-syphilitiques ». D'après lui, il n'est guère de dystrophies organiques ou fonctionnelles, observées chez les hérédo-syphilitiques avérés, qu'on ne puisse également trouver chez des descendants de tuberculeux, indemnes de syphilis. **Mosny** partage cette opinion commune à **Ed. Fournier** et à moi quand, à propos de la multiplicité des malformations des hérédotuberculeux, il les dit « aussi riches que celles de l'hérédo-syphilis ».

Même fréquence et même variété dans les **troubles de la nutrition des hérédo-tuberculeux**, puisque tout, chez eux, a été décrit :

L'œdème toxémique est cité dans une observation de **Durando-Durante**[1], chez un enfant de 15 mois issu d'une mère morte de tuberculose et d'un père faible : l'enfant est mal nourri; maigre et pâle; sans dents; rachitique avec ventre gros; avec foie et rate hypertrophiés.

Le *Sclérème* est noté dans une observation de **Charrin et Nattan-Larrier**[2], 5 jours après sa naissance, sur un enfant, expulsé au septième mois, issu d'une mère tuberculeuse ; son poids diminue progressivement et il meurt de broncho-pneumonie au neuvième jour, pesant 1.900 grammes. Foie congestionné et gras. Corps thyroïde scléreux contenant très peu de colloïde. Sclérose interfasciculaire des muscles de la jambe.

Les troubles de la nutrition des hérédo-tuberculeux se trouvent minutieusement analysés dans la série des travaux de **Charrin** et de ses élèves[3]. Leurs recherches concluent que chez les hérédo-tuberculeux :

La croissance est de 0,5, 15, 20 grammes par jour au lieu de 40 grammes.

Les bébés produisent seulement de 3 à 5 calories au lieu de 7, 8, 9 calories qu'émettent les enfants de parents sains.

L'eau expirée est en déficit.

L'urée est diminuée, le rapport azoturique $\left(\dfrac{\text{Az de l'urée}}{\text{Az total}} \right)$ est profondément modifié : des chiffres de 0,84 à 0,86 que donnent les bébés sains, il tombe à 0,77-0,68 chez les nouveau-nés hérédo-tuberculeux, ce qui prouverait qu'une plus grande quantité de matière échappe à la combustion complète : or, moins les déchets sont oxydés et plus ils sont nuisibles, et en effet la toxicité urinaire est augmentée, quoique toujours faible : alors qu'il faut 120 à 200 grammes d'urine de bébé sain pour tuer le kilogramme de lapin (toxicité presque nulle), 85 à 110 grammes d'urine d'hérédo-tuberculeux suffisent.

« L'absorption intestinale, l'utilisation des matériaux apportés pour élever l'édifice laissent à désirer. Il y a un excédent d'urée dans les fèces de 0,12 au lieu de 0,038.

« L'urée rénale est trop abondante, la désassimilation est trop intense, le carbone s'échappe en excès... Il y a plus, on parvient à déceler des défectuosités dans la nutrition. Le rapport azoturique atteint péni-

---

1. *Arch. des maladies des enfants*, octobre 1910.
2. *Soc. de Biologie*, 1898 : Observation I de la *thèse inaugurale de Rivière*.
3. *Soc. de Biologie*, 1898 ; *Semaine médicale*, décembre 1901.

blement 0,72 à 0,76 au lieu de 0,90 à 0,94. Or, la faiblesse de ce rapport prouve que les substances métamorphosées préparées dans le but d'être employées à cette combustion de l'organisme n'ont subi ces métamorphoses et ces préparations que d'une manière très incomplète; les oxydations plus spécialement n'ont pas été poussées jusqu'au terme extrême.

« Le combustible est à la fois moins abondant et moins bien utilisé. Pourtant, à l'exemple de tout être vivant et sous peine de mort, ces rejetons débiles sont condamnés à engendrer du calorique; ils sont même contraints de le produire plus vite, parce que, chez eux, le kilogramme est desservi par une surface externe mesurant 7 ou 8 décimètres carrés, alors que chez les nourrissons normaux, cette surface cutanée se réduit à 5 ou 6. Par suite, la chaleur fabriquée par l'unité de poids, par le kilo d'athrepsique, rayonne plus rapidement; dans ces conditions, comme l'indiquent les mesures effectuées avec M. Bonniot avec le calorimètre de d'Arsonval, le véritable équilibre thermique est rarement atteint.

« En outre, obligés de travailler davantage en disposant de moyens incomplets, les tissus de ces enfants malingres sont voués à un véritable surmenage, c'est-à-dire à un abaissement de l'alcalinité humorale qui entraîne une diminution de l'état bactéricide et un début d'autointoxication. »

D'après **Gaube**, l'hérédo-tuberculeux présente une déminéralisation, une sécrétion exagérée des sels de chaux et de magnésie ; or, d'après cet auteur, ces combinaisons calciques sont indispensables à notre maintien, et les combinaisons magnésiennes président aux fonctions les plus élevées de notre organisme. Ces sels existant à l'état de combinaisons albuminoïdes stables, leur excrétion exagérée prouve la déchéance de la cellule, et par suite la diminution de résistance de l'organisme.

En résumé : évolution anatomique lente, assimilation imparfaite, usure trop considérable, équilibre rompu, telle est la physiologie pathologique de l'hérédo-tuberculeux dystrophique, ces stigmates trahissant les lésions humorales (dyscrasie acide) et organiques des glandes vasculaires et des viscères, notamment du foie.

Aussi nombreuses que démonstratives sont les études entreprises sur les **dystrophies internes : viscérales et tissulaires**.

Comme **Trousseau**, **Hanot** interprète « la chlorose comme une expression spécifique de l'hérédité tuberculeuse hétéromorphe, car elle est conséquence de trois lésions congénitales : infantilisme, hypo-plasie, aplasie. » **Moriez**, le premier, dans sa thèse d'agrégation (De la Chlorose, 188o), avait émis nettement cette hypothèse : « La tuber-culose des parents, écrivait-il, peut prendre chez les enfants le masque de la chlorose. » « Pendant les premières années, disait Hanot, que la scrofule ait ou non déjà signalé la prédisposition, les ressources ne sont pas visiblement inférieures aux nécessités du développement. Mais, au tournant de la puberté, l'insuffisance origi-nelle surgit de partout; comme une faillite, sinon une banqueroute, la chlorose apparaît. » L'idée du Maître a été, comme on sait, brillamment développée par son disciple **Gilbert**.

A propos des relations de la tuberculose et du *rétrécissement mitral pur*, **Potain**, **Hanot**, **P. Teissier** soutiennent la pathogénie hérédo-tuberculeuse de la lésion valvulaire ; et **P. Teissier** conclut « qu'il devient dès lors possible d'identifier sous une même influence patho-génique, les rétrécissements localisés acquis, les rétrécissements de même nature congénitaux et même l'hypoplasie angiohématique ».

Ce rétrécissement mitral peut s'associer à d'autres manifestations ou prédispositions qu'a créées l'hérédo-tuberculose : chétivisme et hystérie (**Giraudeau**) ; infantilisme, type Lorrain (**Delpeuch**); nanisme (**Gilbert** et **Rathery**). Sans nier l'influence de la lésion cardiaque sur le dévelop-pement de l'individu, il nous semble, et c'est ce que vient de soutenir aussi Mosny, que ce sont là surtout des coeffets d'un même processus : l'hérédo-tuberculose[1].

Hanot a montré avec quelle fréquence *le rétrécissement de l'artère pulmonaire* s'observe chez les hérédo-tuberculeux.

Mosny, après avoir pu citer trois cas semblables, en rapproche *le rétrécissement généralisé des artères*, qu'il croit, « au même titre que le

1. Il faut bien faire remarquer que l'origine hérédo-tuberculeuse du rétré-cissement mitral et la théorie de la malformation valvulaire ne sont qu'une hypo-thèse clinique, hypothèse de grande valeur, quand la médecine expérimentale nous montre les petits de femelles tuberculeuses, mort-nés, atteints de rétré-cissements de l'artère pulmonaire, de malformation des valvules sigmoïdes de l'aorte et de l'artère pulmonaire (Exp. page 52).

Toutefois, il faut remarquer que beaucoup de lésions cardiaques que l'on croit congénitales, parce qu'elles se manifestent dès l'enfance, sont vraisemblable-ment acquises. Elles sont dues à des endocardites du nourrisson cocciennes, tuberculeuses, syphilitiques ou autres qui ont passé inaperçues ou ont été méconnues. Avec **Gougerot**, j'ai soutenu récemment cette hypothèse en nous appuyant sur des inoculations et faits précis. (**Landouzy** et **Gougerot** : Endocar-dites bacillaires infantiles, *Presse médicale*, 7 nov., n° 90, p. 713 (1 fig.).

Barbier soutient la même hypothèse en s'appuyant sur un cas avec inocu-lation qu'il a suivi avec **Guy Laroche**, in *Société pour l'étude de la tuberculose*, 1908.

rétrécissement mitral et le rétrécissement de l'artère pulmonaire, être une manifestation fréquente de l'hérédo-dystrophie paratuberculeuse ». A l'appui de son dire, **Mosny** cite la belle observation d'*aplasie artérielle et néphrite artérielle*[1], publiée par R. **Moutard-Martin** et **Bacaloglu**.

Après **Brehmer**, **Beneke** remarque que, chez un tiers des tuberculeux héréditaires, le développement du cœur est imparfait ; « il s'agit là non d'un amoindrissement de l'organe dû à la cachexie, mais d'une hypotrophie congénitale observée avant l'apparition de la tare spécifique ». D'après le même auteur, non seulement le cœur, mais tout le système artériel est « hypotrophié », et Hanot rapportait un cas d'aplasie de l'artère rénale, avec uretère imperforé et néphrite dégénérative. On pourrait rapprocher ces faits des observations radiographiques de **Bouchard** et **Balthazard**[2] trouvant, sur 100 tuberculeux au premier ou deuxième degré, le cœur « plus petit qu'à l'état normal. Il nous semble donc, disaient-ils, que, suivant l'opinion souvent exprimée, la dystrophie cardiaque prédispose à la tuberculose ». **Hanot** décrivant des hépatopathies parenchymateuses hérédo-tuberculeuses, citait 7 cas de foie lobulé chez des hérédo-tuberculeux. Dans 4 de ces foies, la sclérose des grands espaces portes s'ajoutait à la lobulation, pour constituer une cirrhose mamelonnée, capitonnée. **G. Delamarre** (in Thèse de Rivière) citait un cas de cirrhose du foie et de néphrite intra-utérines. **Charrin**, **Nattan-Larrier**, **Delamarre** ont insisté sur la constance des lésions du foie des mort-nés hérédo-tuberculeux. **Hanot** citait encore, comme manifestation de l'hérédo-tuberculose, l'emphysème congénital : « Sur 7 cas d'*emphysème congénital*, ou apparu dans le premier âge, il s'agissait 5 fois de descendants de tuberculeux. » **Schwegoet** admet que *les poumons* de ces hérédo-tuberculeux *sont moins développés*, ainsi que le prouverait le spiromètre.

Les tares nerveuses sont des plus intéressantes, telles, par exemple, celles que signalent **A. Morselli**, **G. Catola**[3].

1. R. **Moutard-Martin** et **Bacaloglu** : Aplasie artérielle et néphrite scléreuse. *Soc. méd. des Hôp.*, Paris, 1898, p. 40.

2. *Congrès international de la tuberculose.* Paris, 1905, I, p. 550.

3. **A. Morselli**, dans la moelle épinière de 3 nouveau-nés hérédo-tuberculeux, décrit diverses lésions cellulaires, entre autres vacuolisation du protoplasma et chromatolyse.

G. Catola, chez deux prématurés de 7 et 5 mois, nés de mères phtisiques, trouve une absence complète de myélinisation du faisceau pyramidal direct du premier bébé, et de la presque totalité de la moelle dorsale du second. — In **G. Catola** : Quelques recherches sur le système nerveux central d'enfants issus de parents en état morbide, et quelques considérations sur la prédisposition morbide (avec 4 fig.) ; voir *Revue de Médecine*, 10 septembre 1910, p. 720.

A l'autopsie de nouveau-nés hérédo-tuberculeux, **Charrin** et **Léri** ont trouvé « dans la moelle, le bulbe et la protubérance, quelquefois dans le cerveau, des hémorragies miliaires que l'examen clinique ne pouvait faire soupçonner. Or, ces lésions latentes se seraient peut-être révélées plus tard ; situées sur le trajet des faisceaux importants du névraxe et dans les centres gris, elles auraient entravé le développement des parties du névraxe, notamment du faisceau pyramidal, qui n'achèvent leur développement qu'après la naissance. Aussi nous a-t-il paru probable que certaines affections à pathogénie très discutée : maladie de Little, paralysies spasmodiques infantiles, certaines syringomyélies... doivent être influencées dans leur genèse par de telles lésions congénitales. » L'hérédo-tuberculose peut se manifester par l'épilepsie ; ces faits étaient à peine signalés en France avant **Pic**[1] qui, le premier, eut le mérite de les mettre en évidence. En Amérique, en 1881, **Kemfster** citait des familles, dans lesquelles a, tout d'abord, régné la tuberculose seule ; dans la descendance, l'élément nerveux prenait le pas et se manifestait, tantôt sous la forme *d'épilepsie*, tantôt sous la forme de *manie*, tantôt sous la forme de *débilité mentale*, alors que d'autres branches de la famille restaient indemnes [2] ; **Echeverria** et **Gowers** pensent de même[3].

Campana, dans sa thèse de Lyon (1903), conclut que chez les hérédo-tuberculeux « la simple névropathie s'observe très fréquemment ; à un degré plus élevé, on aura des manifestations convulsives de l'hystérie, de l'épilepsie ou encore des psychoses ». **Toutain** consacre sa thèse (Paris 1906) aux « relations de la chorée et de la tuberculose » ; **Mosny** cite un exemple de chorée familiale atteignant cinq enfants d'un père tuberculeux.

Grasset, dans son travail : *Rapports de l'Hystérie avec les diathèses scrofuleuse et tuberculeuse* (1884), relate nombre d'observations d'hystériques, hystéro-épileptiques, somnambuliques, issus de souche tuberculeuse[4].

L'action de l'hérédo-tuberculose sur le système nerveux des héritiers

---

1. Hérédo-tuberculose et Épilepsie *A. F. A.*, Lyon, août 1906. **Pic** fut le premier à mettre le fait hors de contestation. Il a montré, par des statistiques, qu'à côté de l'hérédo-alcoolisme, etc., l'hérédité tuberculeuse avait « une importance de premier ordre dans la genèse de l'aptitude convulsivante, substratum de l'accès épileptique ». Son élève, **Lhote**, sur 160 cas personnels, trouve dans les ascendants 55,62 p. 100 la tuberculose ; 54,36 p. 100 l'hérédité névropathique ; 46,25 p. 100 l'hérédo-alcoolisme.

2. Cité in *Thèse de* **Lhote**, Lyon, 1900.

3. *De l'Épilepsie et autres malades convulsives chroniques* (traduit de l'anglais par Alb. Carrier et Masson, 1883).

4. Voir observation XXV, **Grasset** : *Montpellier médical*, 1884, p. 22.

de tuberculeux peut être plus brutale ; elle peut aller jusque déterminer l'arriération. Il y a plus de cinquante ans, **Moreau de Tours**[1], puis **A. Foville**[2], signalaient cette action néfaste ; ils montraient dans leurs statistiques, que les aliénés, les *idiots*, les scrofuleux sont parfois les « rejetons de cette même souche » ; que « les causes de l'idiotie et de l'imbécillité sont fréquemment propres aux parents ; telles sont les cachexies scrofuleuses ou autres ». Les travaux modernes de **J. Voisin**[3] et **H. Dagonet**[4], **Dallemagne, Anglade** et **Jacquin, Dufour**[5], en France, **Ireland, Kerlin, Piper**, à l'étranger, ont confirmé les observations de ces maîtres de la Psychiatrie. D'après **Hrdlicka**, 36 p. 100 des idiots ; 40 p. 100 des idiotes, ont des parents tuberculeux ; d'après **Kerlin**, 56 p. 100 ; d'après **Piper**, 23 p. 100, etc. **Anglande** et **Jacquin**, réunissant les statistiques anciennes et leurs propres observations, comptent l'hérédo-tuberculose associée à l'hérédo-alcoolisme dans 57,1 p. 100 des cas d'idiotie ; « dans 28,5 p. 100, la tuberculose parentale seule est responsable des encéphalopathies congénitales observées chez les enfants ».

Un point sur lequel on ne saurait trop insister, c'est que la plupart de ces lésions viscérales hérédo-tuberculeuses ne se révèlent que tardivement, par exemple à l'occasion de la puberté ; d'autres fois, à propos d'une infection ou d'une intoxication qui, bénignes chez un enfant sain, iront se localiser sur l'organe débile de l'hérédo-tuberculeux, et y créeront de graves lésions. Cette débilité d'organes congénitale si bien mise en évidence par **Charrin** et ses élèves, surtout par **G. Delamarre**, confirmée par **Castaigne** et **Rathery**, est une des notions les plus importantes que nous devons à l'expérimentation. Avec **Delamarre**, on doit dire que, lorsqu'on rencontre, dans les premières années de la vie, une tare viscérale dont la cause échappe, il importe de remonter à la période utérine, de rechercher les infections de la mère, et parmi celles-ci la tuberculose.

CONFIRMATION EXPÉRIMENTALE.

L'existence des dystrophies hérédo-tuberculeuses n'est plus contestable : démontrée par la Clinique, elle est confirmée par l'expérimen-

---

1. **Moreau** : *Psychologie morbide*, 1839, p. 99.
2. **Foville** : Article « Idiotie » in *Dict. encycl. des Sc. méd.*
3. **J. Voisin** : l'Idiotie, 1893, p. 28 (Alcan).
4. **Dagonet** : *Traité des maladies mentales*, 1894, p. 118.
5. **Dufour** : Rôle important de la tuberculose en pathologie nerveuse. *Revue neurol.*, 1900, n° 3.

tation qui donne le décalque des observations humaines. Il n'est guère de malformations ou de troubles humoraux, organiques ou fonctionnels, que n'aient pu reproduire les expériences de **L. Landouzy** et **H. Martin**, de **Charrin, Gley, Riche, Nattan-Larrier, G. Delamarre, Maffucci, Arthault de Vevey, Carrière, L. Landouzy** et **Laederich**, etc., sur les mammifères; de **Maffucci** sur les oiseaux[1]. Expérimentalement, toutes les dystrophies ont pu être reproduites : stérilité; avortement et accouchements prématurés; multiléthalité; nanisme; chétivisme; diminution de poids des rejetons[2]; mort-nés et morts rapides; malformations : pieds en moignon; cloisonnements du vagin; pavillons auriculaires incomplets; malformations génitales; courbures osseuses et saillies épiphysaires reproduisant le tableau du rachitisme congénital; lésions viscérales, hépatiques et rénales; mais, jusqu'à nous **L. Landouzy** et **Laederich**, on n'avait pas expérimentalement reproduit de malformations cardio-artérielles (page 52).

Il importe de citer les plus démonstratives de ces expériences :

Une lapine[3] « soumise à des injections de produits fabriqués par le bacille de la tuberculose a donné naissance à sept rejetons qui, tous, se sont développés avec une extrême lenteur : à cinq mois, leur poids oscillait entre 450 grammes et 600 grammes, tandis que, normalement, il aurait dû atteindre 1.200 et au delà. — Cinq de ces lapins n'ont offert d'autre trouble que cette lenteur d'évolution. En revanche, l'attitude du membre postérieur droit du sixième et du septième rappelait exactement, par ses défectuosités, les malformations constatées chez la précédente femelle. — L'autopsie nous a, d'ailleurs, prouvé que les fémurs de ce côté droit présentaient une torsion de dehors en dedans; placés sur leur face antérieure, ces os, incapables de garder l'équilibre, se penchaient immédiatement sur leur partie externe. Entre le grand et le petit trochanter, en arrière, alors que, normalement, il existe une surface relativement plane, sur ces fémurs droits cette surface est remplacée par une dépression; de plus, leur tête, très légèrement atrophiée, est moins régulièrement hémisphérique. — Chez un de ces animaux, la cavité cotyloïde droite est plus évasée, et un peu moins profonde que la cavité normale ».

1. **Maffucci**, par inoculation de cultures aviaires, ou de toxines aviaires, à des œufs en incubation, a pu obtenir des « poussins chétifs, cachectiques, malformés qui succombaient prématurément sans lésions tuberculeuses ni bacilles. L'inoculation de bacilles vivants ou de toxines de tuberculose aviaire au coq ou à la poule, avant l'accouplement, donna les mêmes résultats ».

2. **Robelin**, élève de Charrin, cite, par exemple, cette expérience : « Une cobaye tub. donne le jour à 3 rejetons, sensiblement à terme, qui pesaient 35, 41, 46 grammes, alors, qu'au moment de la naissance, les petits cobayes atteignent 70 grammes et au delà » (p. 22).

3. **Charrin** et **G. Delamarre** : *Acad. des Sciences*, 2 décembre 1901.

Dans l'expérience d'**Arthault de Vevey** (1895), deux lapins mâle et femelle sont inoculés, le même jour, avec une culture de bacilles en bouillon. Sur leurs rejetons, on compte trois mort-nés ; « les autres étaient débiles, maigres, ayant l'aspect des produits venus avant terme. Tous n'avaient pas d'oreilles, ils n'avaient que des moignons. Ils n'augmentaient pas, restaient sans poils, et moururent dans la semaine ».

Carrière, dans cinq séries d'expériences (1900), a montré que « les **poisons tuberculeux**[1] influencent la gestation. Injectés aux cobayes, ils font diminuer le nombre des portées ; ils provoquent la mort du fœtus, la mort prématurée des petits, une faiblesse constitutionnelle. Ces accidents, surtout accentués lorsque deux générateurs ont été imprégnés de ces poisons, sont bien moins marqués quand les mâles seuls ont été intoxiqués. A l'autopsie des fœtus morts, comme à celle des petits morts dans les quinze premiers jours, on ne trouve ni altérations macroscopiques ni lésions bacillaires ».

Nous avons, **L. Landouzy** et **Laederich**, entrepris les mêmes recherches dans les séries d'expériences qui suivent :

1° Multiléthalité des petits issus de mères tuberculeuses. — Cette multiléthalité est un fait des plus frappants ; des 125 petits que nous ont donnés, 31 portées de cobayes, 5 portées de lapines et 3 portées de chiennes, 48 n'ont pas vécu.

a) 22 *cobayes* tuberculeuses, en 31 portées, ont mis bas 80 petits ;

sur ce nombre, il y avait 15 mort-nés (dont 7 nés avant terme et 8 à terme) ; 7 petits sont morts dès les premières heures.

Au total : 22 petits, sur 80, n'ont pas vécu, soit une proportion de 26,5 %.

b) 4 *lapines* tuberculeuses, en 5 portées, ont mis bas 31 petits ;

sur ce nombre, il y avait 13 mort-nés (dont 6 avant terme, et 7 à terme) ; 9 petits sont morts en moins de vingt-quatre heures, leur mère ne les ayant pas soignés ?

Au total : 22 petits, sur 31, n'ont pas vécu, soit l'énorme proportion de 71 %.

c) 3 *chiennes* tuberculeuses, en 3 portées, ont mis bas, à terme, 13 petits ;

---

1. **Carrière** a expérimenté de nombreux poisons bacillaires : distillats et filtrats de cultures, résidu de distillation, éthérine d'Auclair, extrait toluolé, extrait xylolé.

« C'est le produit de distillation des cultures qui s'est montré le plus actif et le plus nocif. Viennent ensuite le résidu de distillation, l'extrait toluolé, l'extrait éthéré et l'extrait xylolé. »

sur ce nombre, 2 mort-nés et 2 morts dans les premières heures.

Au total : 4 petits, sur 13, n'ont pas vécu, soit 30 %.

A quoi faut-il attribuer cette multiléthalité ?

La mort s'expliquait chez quelques nouveau-nés par des malforma-tions congénitales (que nous décrirons plus loin) et surtout *par des déchirures du foie, avec hémorragie intra-péritonéale.* Chez beaucoup d'autres petits, le microscope montrait, dans le foie, des altérations cellulaires plus ou moins profondes, qui traduisaient sans doute la réaction de la glande contre des bacilles ou des toxines dont nous n'avons pu démontrer la présence. Chez un certain nombre des animaux mort-nés, nous n'avons pu trouver, ni à l'œil nu, ni au microscope, de lésion viscérale ; plusieurs d'entre eux paraissaient bien développés, et leur mort reste, avec nos moyens actuels d'inves-tigation, inexplicable.

2° ÉTAT DES PETITS A LA NAISSANCE. — Cet état est résumé dans le tableau suivant, dans lequel ne figurent que les portées de cobayes nés à terme, et pesés le jour de leur naissance :

		POIDS	POIDS MOYEN
3 portées de 1 petit	80 à 95 gr.	85 gr.
9 — 2 —	50 à 100 gr.	73 gr.
13 — 3 —	45 à 105 gr.	72 gr.
2 — 4 —	60 à 100 gr.	67 gr.
1 — 5 —	40 à 60 gr.	51 gr.

Dans l'ensemble, les poids moyens sont légèrement faibles, et sur-tout il existe de très grandes différences individuelles ; à côté de nouveau-nés bien développés, *un grand nombre sont notablement au-dessous de la moyenne.* Ainsi, pour n'envisager que les portées de 3, les plus habituelles, nous trouvons, sur 39 petits : 12 *pesant* 60 *grammes, ou moins*, alors que la moyenne des petits cobayes normaux nous a donné le chiffre de 80 grammes.

3° MALFORMATIONS ET LÉSIONS CONGÉNITALES. — Nous avons cherché avec soin, chez tous nos animaux engendrés par des mères tubercu-leuses, s'ils ne présentaient pas de malformations congénitales. Nous en avons découvert *chez 6 d'entre eux.*

En voici les observations :

a) Une chienne de race basset, inoculée dans la plèvre avec 1 centimètre cube d'émulsion de culture de bacilles d'origine bovine, quatre mois avant d'être fécondée par son frère ; réinoculée, dans la plèvre, un mois après la fécondation ; met bas, à terme, une portée de 5 petits, dont 3 normaux. Des

2 autres, l'un est mort-né, l'autre succombe presque aussitôt après la nais-sance.

Chez ces deux animaux, on constate les mêmes lésions, un peu plus accentuées seulement chez le premier.

Le cœur est gros, *l'hypertrophie portant sur le ventricule droit*, qui est plus volumineux et à paroi plus épaisse que le ventricule gauche; *l'orifice de l'artère pulmonaire présente un rétrécissement très accentué*, les valvules sigmoïdes qui le bordent sont plus épaisses que normalement; au-dessus de ce point et jusqu'à sa bifurcation, l'artère pulmonaire est notablement dilatée; le cœur gauche, l'aorte et le canal artériel sont normaux.

Dans les reins, d'aspect macroscopique normal, le microscope montre que les glomérules situés à la périphérie de l'organe *n'ont pas atteint encore leur complet développement*; on peut même suivre le bourgeonnement vasculo-conjonctif à l'intérieur d'une anse tubulaire qui s'enroule et dont l'épithélium s'aplatit pour former la capsule de Bowmann. [Malheureusement, il nous a été impossible, depuis la date toute récente où nous avons fait cette constatation, de nous procurer les reins d'un chien nouveau-né normal, de sorte que tout en nous demandant s'il ne s'agit pas là d'un retard de développement pathologique, nous n'oserions pas l'affirmer.]

Ajoutons qu'outre ces malformations, ces animaux présentaient une *congestion intense du foie*, avec déchirures superficielles de cet organe et hémorragie intra-péritonéale. Dans aucun organe, il ne fut possible de trouver ni lésions tuberculeuses folliculaires ni bacilles.

b) Une autre chienne, sœur de la précé-dente, inoculée par ingestion cinq fois ré-pétée de fortes doses de cultures de bacilles tuberculeux bovins, couverte quatre mois plus tard par son frère, réinoculée, vingt-deux et vingt-six jours après la fécondation, par ingestion de culture de bacilles tuber-culeux humains, met bas à terme une

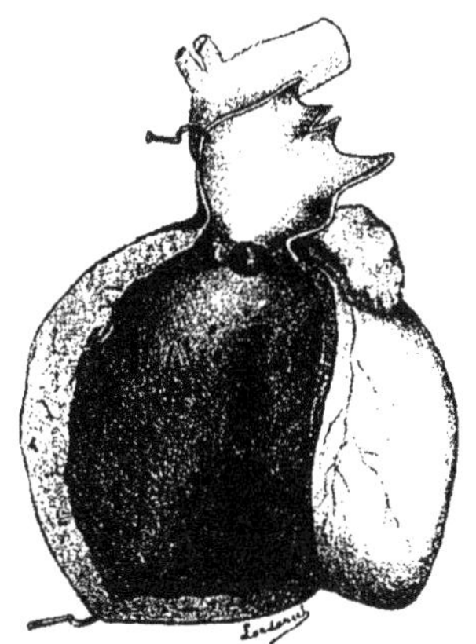

Fig. 1. — Cœur de chien mort-né, issu d'une chienne inocu-lée de tuberculose bovine, 4 mois avant d'être fécondée. (Dessin plus grand que nature pour mieux montrer les lé-sions.) *Ventricule droit hyper-trophié. Rétrécissement très ac-centué de l'artère pulmonaire, avec sigmoïdes plus épaisses que normalement.*

portée de 5 petits dont 4 normaux. Le cinquième, mort-né, présente *une anasarque très marquée*; à l'autopsie, on trouve le *peritoine rempli de sérosité fortement hémorragique; le foie congestionné, parsemé de petites déchirures.*

Le rein gauche et les vaisseaux rénaux correspondants sont absents; le rein droit est gros, blanc et dur, et montre au microscope des lésions de néphrite subaiguë; en outre, un certain nombre *de glomérules sont en état de dévelop-pement incomplet,* comme chez les 2 chiens de l'observation précédente. Les deux surrénales sont à leur place normale, de même que les ovaires.

Par cet ensemble lésionnel : néphrite, anasarque, hémorragies, ce chien

nouveau-né n'offrait-il pas le tableau d'un véritable « mal de Bright congénital » ?

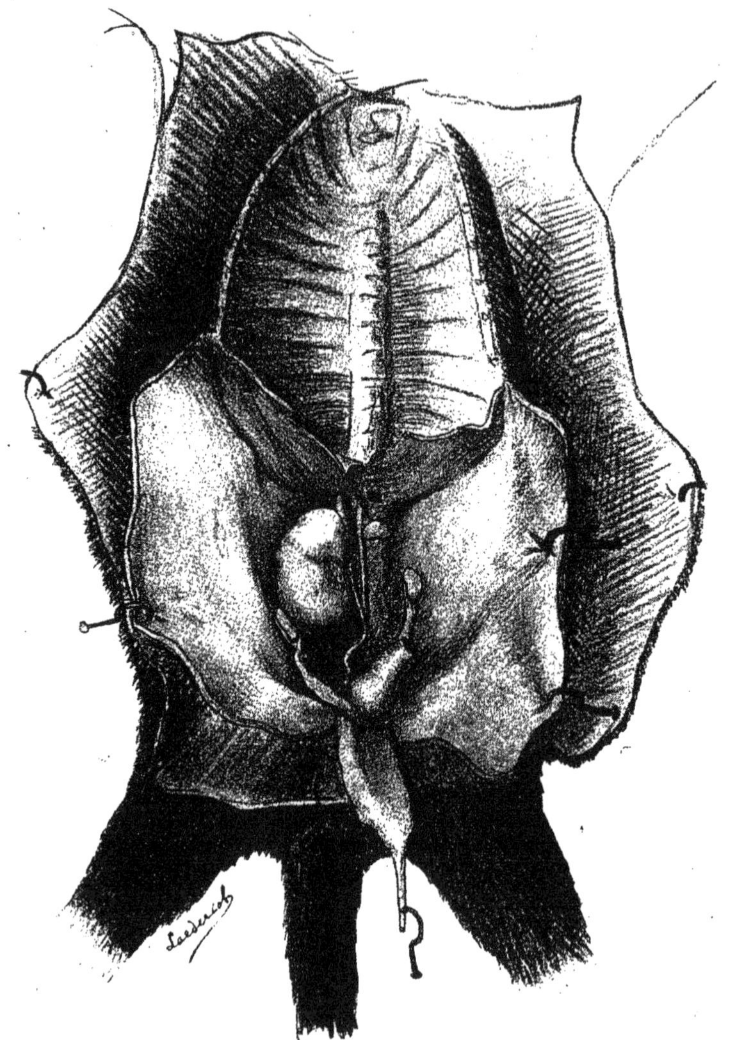

Fig. 2. — Chienne mort-née, issue d'une chienne tuberculisée 4 mois avant d'être
couverte. *Anasarque. Ascite hémorragique. Absence de rein gauche. Rein droit
gros, blanc et dur : lésions de néphrite subaiguë.*

L'origine tuberculeuse de ces lésions est des plus probables. Au cours de
la gestation, la mère n'avait subi aucune atteinte morbide autre que l'inocu-

lation bacillaire, quoique nous n'ayons pu mettre en évidence, chez le nouveau-né, ni lésions folliculaires ni bacilles. Un fragment du rein, du foie,
ainsi que le liquide ascitique, furent négativement inoculés à des cobayes.

c) Une cobaye, inoculée par voie digestive (ingestion d'une culture de
bacilles tuberculeux bovins) trois mois avant sa fécondation, met bas à
terme une portée de 2 petits, dont l'un évolue normalement; le second, bien
constitué à sa naissance (il pesait 80 grammes), se développe un peu moins
bien. Sacrifié au bout de quarante jours, il présente à l'autopsie *un follicule
lymphocytaire dans un poumon* (sans bacilles de Koch visibles sur les coupes);
des lésions minimes de néphrite; enfin *une anomalie de l'orifice aortique, qui
possède quatre valvules sigmoïdes*, d'aspect d'ailleurs normal.

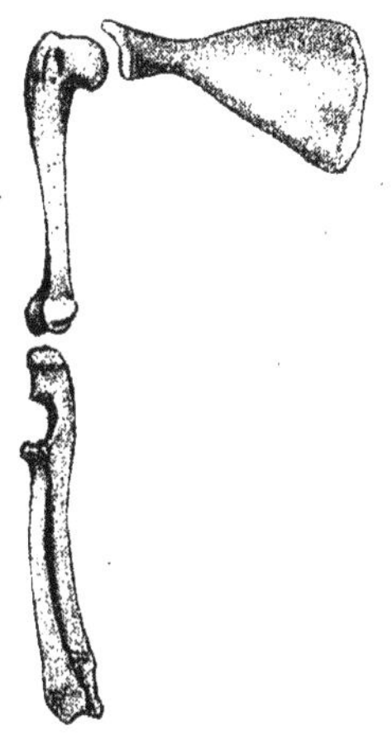

Fig. 3. — Squelette d'un
  membre antérieur du
  cobaye (fig. 5) issu de
  mère non tuberculisée.

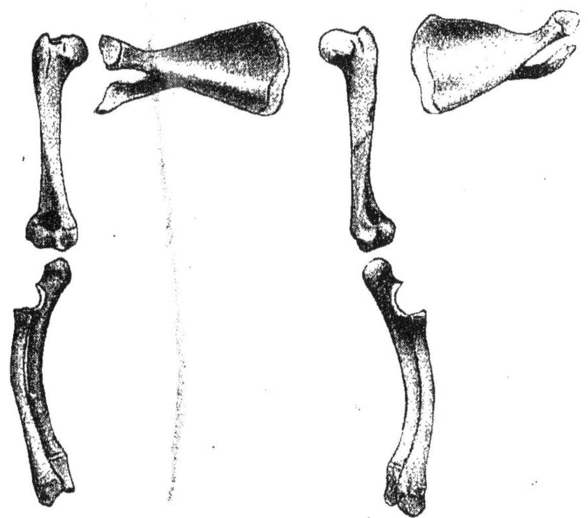

Fig. 4. — Squelette des membres antérieurs du
  cobaye (fig. 6) issu de mère tuberculisée.

d) Une cobaye, inoculée par injection, à trois reprises, de culture de
bacilles tuberculeux trois mois avant la fécondation, met bas à terme une
portée d'un seul petit, pesant 95 grammes, et d'aspect vigoureux. Ce petit *a
les deux membres antérieurs difformes : les avant-bras sont beaucoup plus incur-
vés qu'à l'état normal, et les poignets sont en flexion permanente, l'attitude
rappelant très exactement celle de la « main bote »*; toutefois, cette flexion du
poignet pouvait être passivement redressée.

Ce petit cobaye mourut au bout de sept jours, après avoir paru se développer normalement; à l'autopsie, on ne trouva aucune lésion viscérale,
ni macroscopique ni microscopique, capable d'expliquer la mort. Tous les
os des membres antérieurs étaient modifiés, comme le montrait la radio-
graphie et comme en témoignent les dessins des figures 4 : *l'omoplate présente une série de convexités et de concavités beaucoup plus marquées qu'à l'état*

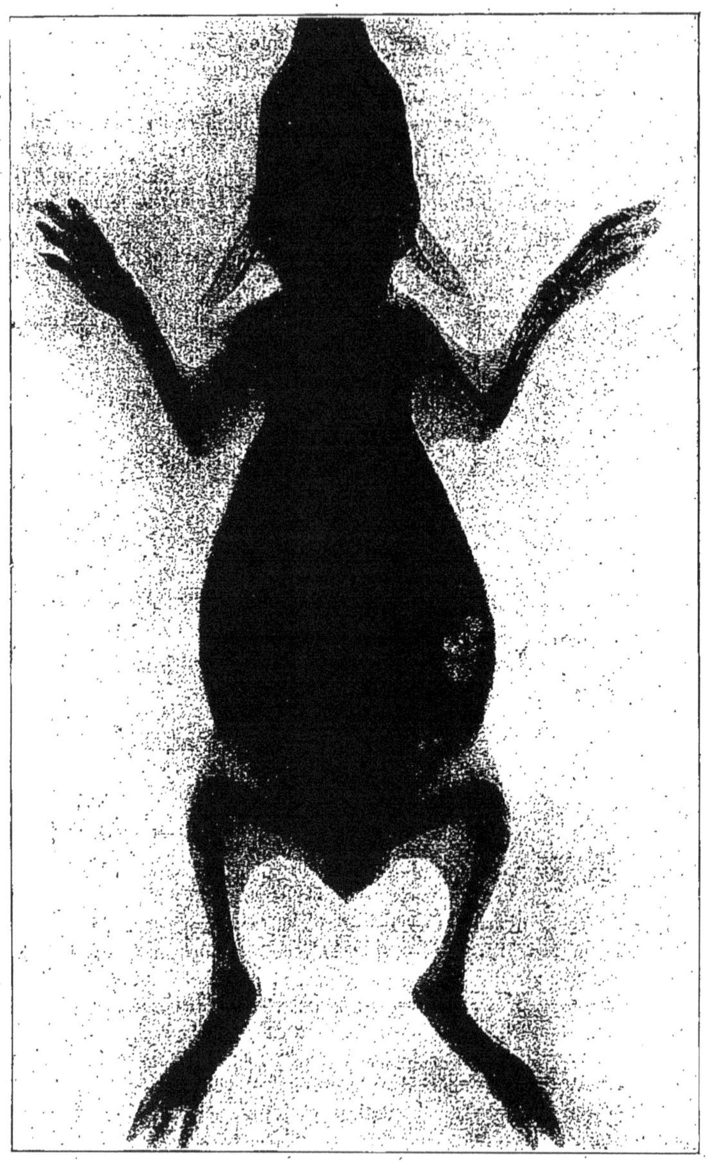

Fig. 5. — Cobaye né, à terme, d'une mère non tuberculisée. Courbure
normale du squelette des membres antérieurs.

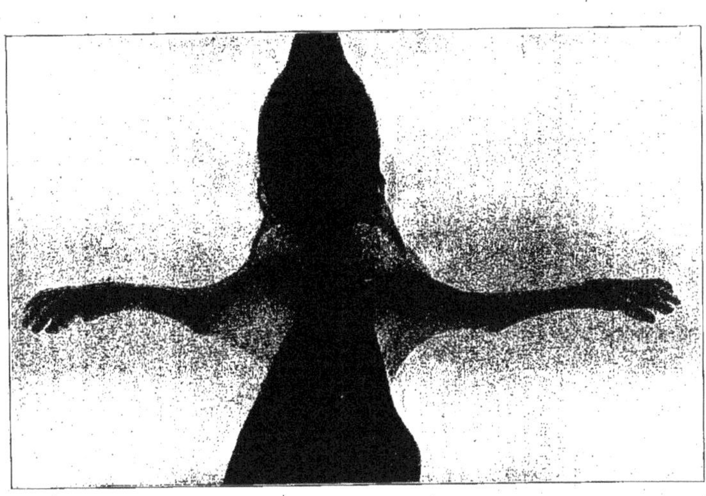

Fig. 6. — Cobaye né, à terme, d'une mère tuberculisée, à trois reprises, 3 mois avant d'être fécondée. *Membres antérieurs difformes : courbure des avant-bras anomalement prononcée; attitude de « main-bote ».*

normal; l'humérus n'a pas sa torsion normale sur son axe ; *le radius et le cubitus présentent une incurvation normale par sa direction, mais beaucoup plus accentuée que chez des cobayes normaux de même âge.* Mais aucun de ces os ne montre de tuméfaction des épiphyses, et sur les coupes microscopiques le processus d'ossification apparaît normal. Il y a donc là simple déformation, sans lésions permettant de parler d'achondroplasie, ou de rachitisme congénital.

e) Un autre petit cobaye nous a montré *une malformation identique au précédent.* Sa mère avait été inoculée par ingestion de bacilles sept mois avant la fécondation, et avait mis bas à terme une portée de cinq petits, dont deux mort-nés et deux autres morts dès les premières heures, sans présenter de lésions. Le cinquième petit, assez chétif à sa naissance, *ne pesant que 55 grammes,* montrait, comme le cobaye de l'observation précédente, *une incurvation exagérée des avant-bras.* Mais ce petit s'est bien développé, il a été sacrifié à l'âge de trois mois, pesant 300 grammes. A l'autopsie, tous les viscères étaient normaux ; *le radius et le cubitus avaient repris une courbure sensiblement normale.*

4° MODE DE DÉVELOPPEMENT ET DESTINÉE DES PETITS ISSUS DE MÈRES TUBERCULEUSES. — Les 9 petits *chiens* nés viables de mères tuberculeuses se sont tous développés normalement. Aucun n'est devenu tuberculeux. Sacrifiés au bout de plusieurs mois, ils ne présentaient à l'autopsie aucune lésion.

Les 9 petits *lapins* nés viables de mères tuberculeuses parurent se développer normalement ; mais ils moururent tous avant l'âge de trois mois, sans présenter à l'autopsie de lésion expliquant la mort.

Quant aux *cobayes,* nous avons vu que sur 80 petits, nés de mères tuberculeuses, 22 étaient mort-nés, ou mouraient dès la naissance.

Sur les 58 survivants, nous savons déjà que 16 *sont devenus tuber culeux* : deux d'entre eux sont morts à un mois et demi ; les 14 autres ont été sacrifiés entre deux et quatre mois : les uns étant bien développés et en apparence bien portants, quelques autres étant chétifs ou même cachectiques.

Quant aux 42 autres petits cobayes issus de mères tuberculeuses et qui ne sont pas devenus eux-mêmes tuberculeux, comment s'est fait leur développement?

30 ont évolué comme des cobayes normaux issus de parents sains.

Mais 12 (*soit 28 p. 100 des non tuberculeux*) *ont grossi lentement, restant constamment au-dessous de la moyenne des poids normaux ; 5 d'entre eux étaient même très chétifs* : ainsi l'un *pesait 170 grammes seulement à l'âge de 2 mois,* alors qu'un cobaye normal pèse à cet âge de 325 à 350 grammes environ.

A l'autopsie de ces 12 petits dystrophiques, les viscères ne montraient pas de lésion appréciable, même au microscope, et l'inoculation, à d'autres cobayes, de fragments broyés de ces viscères fut négative. Il semble donc s'agir d'un *état dystrophique d'origine héréditaire, sans lésions bacillo-tuberculeuses.*

Dans l'hypothèse que la dystrophie congénitale était fonction de tuberculination passée de la femelle à ses petits, nous avons **tuberculiné** 16 femelles pendant leur gestation. Ce faisant, nous savions nous placer dans des conditions aussi différentes que désavantageuses, par rapport à nos expériences qui avaient **tuberculisé** les femelles bien avant leur conception. Car cette durée de la tuberculination était fort courte, comparée à la longue tuberculisation pratiquée à doses fortes et répétées pendant des mois, avant et pendant la gestation.

1 chienne, 5 lapines, 10 cobayes ont reçu, trois fois par semaine, une injection sous-cutanée de deux gouttes de tuberculine brute de l'Institut Pasteur, diluées dans 1 centimètre cube de bouillon stérile. Ces injections ont été continuées jusqu'à ce que ces femelles aient été fécondées, et pendant toute la durée de la gestation.

Les résultats obtenus sont négatifs[1] : la chienne, 2 lapines et toutes les cobayes ont été fécondées, et ont mis bas, à terme. Les petits, parfaitement bien constitués, se sont développés normale-

---

1. Des résultats négatifs de ces tentatives expérimentales, on ne saurait tirer un argument péremptoire contre l'origine toxinique des dystrophies réalisées chez certains descendants de mères tuberculeuses. Quelle analogie, en effet, admettre entre ces injections brusques sous-cutanées de tuberculine, extraite de cultures artificielles, et l'élaboration incessante de poisons (vraisemblablement plus complexes), au sein de l'organisme infecté par le bacille?

Cette question a été déjà maintes fois posée, jamais résolue, et reste un des points obscurs dans l'histoire de la tuberculose.

Ce n'est pas, d'ailleurs, seulement en matière de tuberculose que pareil problème se présente, et toute la Pathologie microbienne offre mille exemples de symptômes morbides, d'ordre très probablement toxique, dont la Chimie biologique n'a pu encore préciser la pathogénie. Pour n'en citer qu'un exemple, nous rappellerons les observations de **De Beurmann** et **Gougerot**, sur l'action du *Sporotrichum*; de **Gougerot** et **Caraven**, sur l'action de l'*Hemispora stellata*; de **Laederich** et **Rubens-Duval**, sur l'action des levures pathogènes. Ces auteurs ont très souvent observé que des animaux, inoculés avec telle ou telle espèce de champignons, succombent au bout de quelques mois, lentement cachectisés, bien que les parasites aient rapidement disparu de l'organisme sans y laisser aucune lésion appréciable. Le tableau clinique donne l'impression nette d'une lente intoxication; et cependant, on n'a point, jusqu'ici, extrait de ces champignons une toxine capable de reproduire cette cachexie, exception faite des toxines adhérentes isolées du *Sporotrichum Beurmanni*, par **Gougerot** et **Blanchetière**.

On admettra que ces faits sont fort comparables aux dystrophies et à la cachexie frappant certains descendants de tuberculeux, sans que les rejetons soient bacillisés eux-mêmes.

ment, et sacrifiés au bout de plusieurs mois n'ont présenté aucune lésion.

Une seule lapine a mis bas avant terme, une portée de 7 fœtus, pesant chacun environ 4o grammes, bien conformés et sans lésions appréciables.

PATHOGÉNIE DES DYSTROPHIES HÉRÉDO-TUBERCULEUSES.

Le mécanisme de l'hérédité tuberculeuse dystrophiante est aussi complexe que discuté. Je ferai remarquer, dès l'abord, que dans cette Pathogénie, certaines des données invoquées sont hypothétiques, tandis que d'autres reposent sur des constatations anatomo-cliniques humaines et animales, aussi bien que sur des démonstrations expérimentales.

« Pour que l'ontogenèse aboutisse à la production d'un être porteur des caractères normaux de l'espèce, il faut, écrit **Delage**, le défenseur de la *théorie des causes actuelles de l'hérédité*, il faut que l'œuf soit normal; fécondé normalement; et rencontre des conditions normales, pendant tout son développement. Si l'œuf est touché dans sa constitution intime, si la fécondation pêche en quelques points..., l'être engendré n'est plus conforme au type ordinaire... »

Or, des causes multiples peuvent se rencontrer, chez les père et mère tuberculeux, pour déterminer ces conditions anormales qui mènent à la dystrophie du rejeton :

1° Imprégnation du spermatozoïde encore discutée;

2° Imprégnation de l'ovule, dont les récentes constatations de **Sitzenfrey** démontrent la réalité;

3° Imprégnation, *in utero*, de l'embryon, résultat de la conjugaison du spermatozoïde et de l'ovule, déjà anormaux.

Cette imprégnation maternelle, *in utero*, de l'embryon, est le troisième facteur de l'hérédité. « L'œuf, dit en effet **Delage**, ne contient qu'une partie des éléments de sa détermination; les conditions ambiantes déterminent le reste. » La mère a donc double influence : elle transmet ses propriétés non seulement par la substance ovulaire; mais encore par tous les produits circulants capables de traverser le placenta. Cette longue intoxication transplacentaire de neuf mois chez la mère tuberculeuse est particulièrement complexe :

α) Toxines tuberculeuses, solubles et solubilisables;

β) Toxines d'auto-intoxication maternelle banale;

γ) Cytotoxines dues aux lésions viscérales de la mère.

A ces trois éléments vient s'ajouter l'auto-intoxication fœtale.

En somme, intoxication des cellules sexuelles, intoxication de l'embryon.

α) *Intoxication microbienne bacillaire*. — Ces toxines sont multiples, plus complexes que les extraits que nous fabriquons. Elles comprennent les toxines solubles (ancienne tuberculine de Koch) et les toxines solubilisables (bacillo-caséine d'**Auclair**).

Dès le début de mes premières recherches, j'insistais sur l'imprégnation toxinique du fœtus par la toxémie de la mère[1] ; « ce que, en matière d'hérédité tuberculeuse, le bacille n'arrive à faire qu'exceptionnellement, la tuberculine, disais-je, le réalise par imprégnation fœtale pour les mères tuberculeuses qui mettent au monde des enfants en état diathésique héréditaire ; la *diathèse* du fils est créée au contact de la toxémie maternelle, et cet état diathésique tout spécial, fait de tuberculine, constitue l'hérédo-tuberculose atypique ».

Charrin a donné la preuve indirecte du passage de la tuberculine au fœtus. En effet, injectant à des femelles pleines des toxines tuberculeuses et diphtériques, il a trouvé chez les rejetons des lésions congestives et hémorragiques identiques à celles que produirait sur l'animal l'injection directe de ces toxines.

L'imprégnation du fœtus par les toxines tuberculeuses de la mère a pu être démontrée par d'autres méthodes encore, en particulier par la recherche des *anticorps* tuberculeux dans le sang du fœtus. Tel est le cas de **Parisot** et **Hanns**. La mère était phtisique, atteinte de cavernes pulmonaires, de laryngite bacillaire, vérifiées à l'autopsie. Le fœtus, âgé de sept mois, ne présentait aucune lésion visible à l'examen histo-bactériologique ; les inoculations des organes fœtaux au cobaye restèrent négatives, ce qui semble prouver l'absence de bacillose du fœtus. Mais, dans le sang de la mère, et dans le sang du fœtus, **Parisot** et **Hanns** purent déceler la présence d'anticorps tuberculeux par la méthode de fixation de **Bordet-Gengou**.

Les *agglutinines* peuvent, elles aussi, passer de la mère au fœtus ? **Anderodias** et **G. Buard**[2] ont cité un cas de bébé hérédo-tuberculeux agglutinant au 1/5 ; **Arloing** fils en relate un bel exemple : avec le sang du cordon ombilical d'un nouveau-né issu de mère anciennement tuberculeuse, il obtint une agglutination de 1/15 ; le sang de la

---

1. **L. Landouzy** : IVᵉ *Congrès international de la tuberculose*, Paris, 1898, p. 761.
2. Séro-réaction tuberculeuse chez des fœtus issus de mères tuberculeuses. *Bull. de la Soc. d'Obstétrique de Paris*, 1903, p. 320.

mère agglutinait au 1/25[1]. **Romberg**, **Descas** n'ont obtenu que des résultats négatifs.

Donc, alors même que le bacille tuberculeux ne passe pas de la mère au fœtus, les toxines ou les anticorps peuvent passer à travers le filtre placentaire et imprègner le fœtus.

N'y a-t-il que les toxines solubles et solubilisables qui franchissent le placenta? Certains auteurs ont soutenu l'hypothèse que des bacilles peu nombreux traverseraient le placenta, arriveraient jusqu'au fœtus mais seraient détruits par lui? **Maffucci**, inoculant des lapines, du vingtième au vingt-cinquième jour de la gestation, conclut que le fœtus peut être bacillisé trois à quatre heures après l'inoculation maternelle, mais que les bacilles sont tués en quarante-huit heures dans le fœtus et peu à peu disparaissent; les petits ainsi intoxiqués se cachectisent, deviennent plus ou moins dystrophiques. On sait, en effet, pour employer l'expression de **Gougerot** et **Jean Troisier**, que les bacilles de Koch, « solubilisés » par les moyens de défense de l'organisme, émettent la totalité de leurs toxines solubles et insolubles et, par suite, sont plus toxiques momentanément que le bacille vivant[2].

β) *Auto-intoxications maternelles cellulaires*. — De tous temps, on a invoqué les altérations complexes de la nutrition générale qu'engendre chez la mère l'infection tuberculeuse, en provoquant la fièvre, la dyspnée, l'amaigrissement; on a supposé une augmentation des déchets cellulaires et une plus grande toxicité de ces déchets, qui, traversant le placenta, doivent léser le fœtus.

Les recherches modernes ont confirmé l'existence de cette auto-intoxication gravidique, mais elles ne nous ont appris que peu de chose sur la nature chimique des poisons.

Quelque obscure que soit la nature de cette auto-intoxication maternelle, son influence sur le fœtus apparaît capitale.

Ne sait-on pas quelle est l'importance des « conditions ambiantes » sur l'ontogenèse? les travaux des Embryologistes ne nous ont-ils pas révélé que les plus graves dystrophies pouvaient être provoquées par des modifications thermiques (**Driesch-Kollmann**)[3], chimiques

---

1. Ce chiffre est d'autant plus remarquable qu'on sait que le sang des bébés n'agglutine pas d'ordinaire avant un an.

2. *Soc. méd. des Hôp.*, 1910.

3. **Kollmann** a déterminé des spina-bifida chez des poulets et des canards issus d'œufs incubés à 41 degrés.

(**O. Hertwig-Féré** [1], **Pouchet** et **Chabry** [2]), osmotiques (**O. Hertwig**) [3]?

γ) *Cytotoxines maternelles.* — L'étude toute nouvelle des cytotoxines maternelles jette de singulières clartés sur le déterminisme des hérédo-tuberculoses dystrophiantes. On sait que les recherches de **Charrin, Moussu** et **G. Delamarre** ; surtout la très remarquable thèse de **G. Delamarre** (1903), ont, en Pathologie générale expérimentale, prouvé la transmission au fœtus de cytotoxines maternelles [4].

Or, ce que l'expérimentateur réalise grossièrement, en provoquant chez la femelle pleine la résorption d'un fragment de ses propres tissus (par exemple en broyant un morceau de foie qu'on laisse dans la cavité péritonéale afin qu'il se résorbe), un processus pathologique, la tuber-culose dans l'espèce, peut le réaliser, car elle détruit une partie des cellules parenchymateuses, et ces cellules sont résorbées. Donc les lésions viscérales de la mère phtisique déterminent dans l'organisme maternel des auto-cytotoxines; ces auto-cytotoxines sont pour le fœtus des isocytotoxines, elles peuvent traverser le placenta, arriver jusqu'à l'organisme fœtal et léser plus spécialement le viscère homologue du viscère lésé chez la mère.

Il faut remarquer que ces cytotoxines ont une action moins spécifique qu'on ne l'avait cru tout d'abord : une hépatocytotoxine n'atteint

1. **Féré** a provoqué des retards de développement et des monstruosités chez l'embryon de poulet, en imprégnant les œufs de vapeurs d'alcool, avant leur incubation.

2. **Pouchet** et **Chabry** élèvent des larves d'oursins dans de l'eau privé de sels de chaux. La formation des spicules calcaires devient impossible ; il en résulte que les bras ne se forment pas chez ces oursins dépourvus de squelette.

3. **O. Hertwig** élève des œufs de grenouilles dans des solutions salées. Il obtient, dans les solutions trop concentrées, des retards, puis des arrêts de développement; dans les solutions trop diluées, des monstres hémicraniens, puis anencéphales. — **O. Hertwig** n'hésite pas à appliquer ces données aux mammifères; il se demande, si les modifications physicochimiques du sang maternel ne peuvent pas influencer le fœtus et produire des désordres superposables à ceux des embryons de grenouille.

4. Si on injecte à un animal A un tissu *n*, d'un animal B d'une autre espèce, il se développe dans le sérum de l'animal A des cytotoxines qui, injectées à l'animal B ou à un animal de même espèce, détermineront des lésions du tissu *n* : on dit alors qu'il s'est développé des hétérocytotoxines hépatique, rénale, etc... On sait aussi que *parfois* l'inoculation du tissu *n* d'un animal A à un animal de même espèce A′ peut déterminer également des cytotoxines que l'on appellera *isocytotoxines*; qu'enfin, l'inoculation à l'animal A lui-même d'un fragment de ses propres tissus *n* pourra déterminer également des cytotoxines que l'on appellera autocytotoxines (*auto* parce que développées sur l'animal même dont elles adultèreront les viscères).

pas que la cellule hépatique ; une hémotoxine n'adultère pas exclusivement les hématies, elles lèsent en même temps, mais moins intensément, d'autres tissus. En outre, on sait que les lésions viscérales, chez les mères phtisiques, sont multiples. En même temps que les poumons sont envahis, le foie, les reins sont plus ou moins lésés ; donc il se développera des cytotoxines complexes et multiples : non seulement pulmonaire, mais encore hépatique, rénale, etc..., et c'est ce qui expliquera que les lésions puissent être diffuses chez le fœtus, atteignant les poumons, le foie, les reins, etc.

En un mot, la tuberculose maternelle, adultérant de nombreux parenchymes, peut créer chez le fœtus des lésions des viscères homologues, même sans passage transplacentaire des bacilles. Ces lésions, tantôt brutales, ne permettront pas la survie ; tantôt légères, elles créeront une débilité fonctionnelle ou organique d'un viscère. Ainsi se comprend l'apparition des états diathésiques, des *constitutions* et des *tempéraments* [1].

---

1. En effet, les lésions de certains viscères : foie, rein, etc., peuvent héréditairement se transmettre ; ainsi le démontrent, en Pathologie générale, humaine et animale, les recherches de **G. Delamarre**, confirmées par les expériences de **Castaigne** et **Rathery**.

Delamarre fait des broyages ou des ablations de segments de foie ou de rein. Lorsque l'opération est réussie, l'animal survit, et, en sacrifiant les animaux, on constate tantôt l'intégrité des viscères, tantôt des lésions parenchymateuses : congestion et dégénérescences cellulaires. « Douze fois sur douze expériences, le traumatisme hépatique a provoqué l'avortement plus ou moins rapide de fœtus morts et parfois macérés. Quatre fois, sur douze cas, la glande biliaire de ces fœtus présenta des altérations indiscutables, et parfois même considérables : zones congestives ou hémorragiques, îlots de dégénérescence granulograisseuse, et des phénomènes de plasmolyse plus fréquents que les phénomènes de nucléolyse. Ainsi les lésions fœtales sont identiques aux lésions maternelles. »

En cas de survie du rejeton, on peut penser que ces processus aboutiront à l'atrophie du foie.

Les destructions rénales, par ligature, sont mieux supportées encore que les ablations partielles du foie. Les viscères sont sains lorsqu'on sacrifie les animaux, sauf le rein unique qui apparaît hypertrophié, décoloré, recouvert parfois d'ecchymoses, et qui, histologiquement, présente de la dégénérescence granulograisseuse des tubes contournés (plasmolyse). « Le délabrement d'un rein permet souvent le cours normal de la gestation et la survie, au moins momentanée, des rejetons. » C'est là une circonstance heureuse qui permet l'étude évolutive des lésions héréditaires. Parfois, un des petits a de l'albuminurie dès le premier jour. Les lésions rénales des rejetons dont la mort est rapide s'observent trois fois sur sept : rein pâle ou rein bigarré ecchymotique, avec chromolyse et plasmolyse, vacuolisation de l'épithélium des tubes contournés.

Ces lésions rénales et hépatiques sont dues à des cytotoxines maternelles.

En effet, **G. Delamarre** a pu démontrer expérimentalement le passage des cyto-

Ces lésions viscérales des mères tuberculeuses permettent d'interpréter chez le fœtus maintes prédestinations humorales, fonctionnelles, tissulaires et viscérales.

La fréquence et l'intensité des lésions tuberculeuses maternelles n'expliquent-elles pas la débilité de l'appareil broncho-pulmonaire de certains bébés hérédo-tuberculeux? Cette débilité pulmonaire congénitale, due aux autocytotoxines maternelles, serait un des facteurs expliquant la fréquence des infections pulmonaires en général et de la tuberculose en particulier chez l'enfant hérédo-tuberculeux non bacillisé congénitalement [1]. Il y aurait là une sorte de cercle vicieux, une accumulation d'effets; dans une première génération, le bacille s'est fixé sur le poumon; l'enfant naît avec débilité et susceptibilité pulmonaires; par contagion familiale, il prend un bacille peut-être déjà adapté aux localisations pulmonaires ; si cette enfant parvient à l'âge adulte, mère, elle transmettra, plus marquée encore, cette débilité pulmonaire à ses descendants, et ainsi de suite.

toxines de la mère au fœtus : par exemple, une chèvre, injectée avec du foie, met bas un chevreau qui meurt en naissant; tous les viscères étaient sains, sauf le foie qui était réduit à l'état de bouillie, les lésions histologiques épargnant le tissu interstitiel, vaisseaux, cellules endothéliales, cellules gigantesques et amas leucocytaires habituels des nouveau-nés, ne frappant que la cellule épithéliale.

G. Delamarre démontre encore cette action néfaste des cytotoxines sur l'*ovule* en expérimentant sur les femelles ovipares. Il injecte des extraits de foie ou de rein à des poules; les œufs de ces poules, incubés en même temps que des témoins, ont, sur 27 cas, donné dans 21 cas des embryons morts avec des lésions dystrophiques *diffuses*.

L'action massive de ces cytotoxines provoque : l'infécondité; les arrêts de développement (monstres); la mort précoce des produits (avortement); l'accouchement prématuré, avec débilité des rejetons (multiléthalité).

Ces lésions expérimentales du fœtus par les autolysines de la mère sont si brutales qu'elles ne permettent pas la survie; mais, plus légères, elles créent une débilité congénitale du viscère qui servira de terrain favorable à l'éclosion de maints processus aigus.

Ces faits contribuent à expliquer les lésions dégénératives du foie et du rein rencontrées à l'autopsie des enfants non tuberculeux nés de mères tuberculeuses.

G. Delamarre concluait très justement : « Sans exclure d'autres processus pathogéniques, ces faits expérimentaux permettent de comprendre pourquoi, dans certaines familles, le foie est toujours malade, tandis que, dans telle autre, la dystrophie congénitale porte toujours sur le rein, le sang, etc. »

Le même auteur a montré que dans certains cas, au contraire, la femelle vaccine spontanément le fœtus *in utero* contre les effets nocifs des poisons cellulaires, en sécrétant des anticytotoxines qui, traversant le placenta, parviennent jusqu'au fœtus et le protègent (antihépatoxines).

1. Dans un même ordre d'idées, **Menetrier**, à propos d'une observation de pneumonie chez le nouveau-né, rappelait les expériences de G. Delamarre, et invoquait la transmission possible de pneumotoxines (*Soc. méd. des Hôp.*, juillet 1907).

C'est par ces pneumotoxines que l'on peut entrevoir le mécanisme des emphysèmes congénitaux hérédo-tuberculeux et la prédisposition à l'emphysème des individus nés de parents poitrinaires, la fibre élastique étant congénitalement moins résistante.

Ainsi encore se comprend la transmission héréditaire de « l'asthme », et son apparition précoce dans la première enfance. J'en ai observé plusieurs exemples dans la descendance de familles asthmatiques tuberculeuses, notamment.chez un bébé de cinq mois, fils, petit-fils et arrière-petit-fils de mères et pères bronchitiques, emphysémateux, tous ayant présenté des manifestations larvées de tuberculose.

La transmission héréditaire de tares nerveuses, qui expliquera la fréquence des troubles nerveux chez les hérédo-tuberculeux, peut trouver son interprétation dans la même hypothèse des cytotoxines : *névro-toxines*.

On peut supposer que les lésions nerveuses si fréquentes chez les tuberculeux : névrites, sciatiques, intercostales, lésions cellulaires cérébrales (**Laignel-Lavastine**), contribuent à transmettre la tendance épileptogène au fœtus hérédo-tuberculeux. La lésion, d'ordre inflammatoire, provoquée par le bacille ne peut-elle pas en effet être comparée, *mutatis mutandis*, à la mutilation expérimentale des cobayes de Brown Séquard? L'hérédo-tuberculeux pour cette raison, et sans doute pour d'autres encore, naît parfois avec la tendance épileptogène. Bien que le névraxe de ce fœtus ne paraisse pas anatomiquement anormal (de même que celui des petits cobayes de Brown-Séquard[1] paraît sain), il est prédisposé. Viennent, à la traverse, des causes multiples, infec-

---

1. On se souvient des expériences classiques de **Brown-Séquard** : des alétrations traumatiques : hémisection de la moelle dorsale surtout, section; arrachement ou écrasement du nerf sciatique chez le cobaye adulte peuvent déterminer la transmission, chez le jeune cobaye, d'une épilepsie et de certains troubles trophiques.

Chez l'animal adulte à moelle cervicale sectionnée, quelques semaines après l'opération, la face présente une zone anesthésique et pourtant épileptogène ; chez l'animal adulte à sciatique mutilé, le membre inférieur opéré s'enflamme et subit une auto-amputation.

« Or, chez les rejetons, quelque temps après la naissance, on observe les premiers symptômes de l'épilepsie, et en tous points cette affection se montre chez eux semblable à celle du parent épileptique. En effet, toutes les particularités observables : prodromes, symptômes, progrès et guérison, ont lieu comme après la section du nerf sciatique. »

Ces expériences de **Brown-Séquard** ont été confirmées par **Obersteiner, Westphal, Romanes, Dupuy**. Ce dernier auteur a pu observer « un petit cobaye qui comme ses parents était épileptique, et qui, comme eux, possédait une patte postérieure atrophiée et partiellement amputée ».

tieuses entre autres, ainsi que l'a montré **Pierre Marie,** le mal comitial éclate.

Les mêmes hypothèses pathogéniques peuvent être soulevées pour expliquer l'existence chez certains hérédo-tuberculeux de l'arriération mentale et de l'idiotie[1]. Ne peut-on penser, en effet, que des lésions sympathiques, cérébrales, méningées, bacillaires des parents ne peuvent se transmettre à l'enfant sous forme de dystrophie corticale, substratum anatomique de l'idiotie, ou bien, que le bébé hérédo-tuberculeux, prédisposé, contractera, plus facilement qu'un autre, l'encéphalite microbienne dont les séquelles détermineront l'idiotie.

N'est-ce pas encore cette hérédité nerveuse qui explique la facilité des hérédo-tuberculeux, devenus adultes, à faire de la « neurasthénie » sous l'influence de n'importe quelle cause dépressive et surtout de tuberculose? C'est ainsi que, depuis de longues années, je professe que parmi les neurasthéniques, qui sont légion, le grand nombre appartient à la tuberculose, sinon à la syphilis.

On comprend combien sont suggestives ces données nouvelles sur l'hérédité des lésions d'organes. Ces notions expérimentales, démontrées par les destructions massives de parenchyme, peuvent-elles être transposées chez l'homme en Phtisiologie ? La démonstration absolue n'en est pas faite, mais il est logique de le penser. On voit donc que, pour expliquer la dystrophie de l'enfant hérédo-tuberculeux, il ne faut pas seulement invoquer la débilité, l'imprégnation tuberculeuse des cellules sexuelles, et l'imprégnation du fœtus par les toxines bacillaires maternelles, mais encore l'action des cytotoxines fabriquées par la mère.

Auto-intoxication fœtale. — L'embryon hérédo-tuberculeux, intoxiqué du fait de ses lésions viscérales (hépatiques rénales...), a une nutrition viciée. On peut penser que, dans une certaine proportion, il fabrique des poisons complexes qui, s'ajoutant à tous les poisons maternels, peuvent retentir sur son développement.

Intoxication après la naissance. — La mère tuberculeuse, devenue nourrice, prolonge encore au delà de la gestation l'imprégnation tuberculeuse de son enfant. **Charrin** et **Gley** ont, en effet, montré que les

---

1. **Dupuy** a en effet montré que la section du sympathique cervical ou l'ablation d'un des ganglions cervicaux provoque chez les descendants une « asymétrie cranio-facio-cérébrale, un changement de forme de l'oreille, une clôture partielle des paupières ».

toxines et antitoxines étaient sécrétées dans le lait maternel et absorbées par le nourrisson [1]. Je ne serais pas surpris si la vieille idée populaire de la transmission des « humeurs » de la nourrice au nourrisson se trouvait en quelque chose rénovée par la doctrine de l'anaphylaxie. A ce propos, je me demande si les nourrices *vénitiennes*, prédisposées, on le sait, à la tuberculose, ne pourraient pas transmettre, par leur lait, aux nourrissons, quelque chose de leur prédisposition? Ce serait là une raison, ajoutée à tant d'autres, de ne pas prendre une « remplaçante » parmi les nourrices de type vénitien.

Après la vie intra-utérine, après l'allaitement, l'enfant, tout en cessant d'être imprégné des toxines maternelles, n'en gardera pas moins de son imprégnation première une « tendance dystrophique qui se transmettra de cellule à cellule [2] ».

1. Ce sont des phénomènes anaphylactiques que **Bar** invoque pour expliquer les « véritables empoisonnements » que détermine chez certains nourrissons le lait de leur mère. Bar a remarqué que « les enfants qui présentent, dès leur naissance, une susceptibilité si grande vis-à-vis du lait de leur mère étaient souvent issus de femmes atteintes d'albuminurie grave et d'éclampsie; un plus grand nombre sont nés de femmes ayant souffert pendant leur grossesse d'infection colibacillaire : appendicite, pyélonéphrite, angiocholites, diarrhée persistante. Ces enfants paraissent véritablement anaphylactisés vis-à-vis du lait de leur mère, et très vite ils présentent des troubles digestifs graves...; et, ajoute BAR, rien ne s'oppose à ce qu'on admette que les nourrissons issus de mères phtisiques soient plus sensibles que les autres nouveau-nés à l'infection tuberculeuse ». (Communication écrite.)

2. Il serait intéressant de chercher dans les liquides fœtaux, amnios et sang, ces corps toxiques : poisons bacillaires, cytotoxines, produits de désassimilation.

III

HÉRÉDO-PRÉDISPOSITION

Sensibilisation des hérédo-tuberculeux vis-à-vis du bacille de Koch (?)

« Un phtisique naît d'un phtisique », disait **Hippocrate**.

« Une expérience trop habituelle, écrit **Laënnec**, prouve à tous les praticiens que les enfants des phtisiques sont plus fréquemment attaqués de cette maladie que les autres sujets. »

Depuis les temps les plus reculés le fait clinique est incontesté : mais les discussions commencent lorsqu'il s'agit de pénétrer le déterminisme des dyscrasies bacilliphiles, et de préciser leur importance.

Pour certains auteurs, il s'agit d'une débilité quelconque, non spécifique, comparable à celle que détermine sur l'enfant l'alcoolisme, la vieillesse, le brightisme, le paludisme, etc., des ascendants. Un enfant hérédo-tuberculeux ne serait pas plus prédisposé à devenir tuberculeux qu'un hérédo-paludéen, qu'un hérédo-syphilitique ou qu'un hérédo-alcoolique. **Virchow** fut un des premiers à soutenir cette opinion de l'*hérédo-disposition indifférente banale*, que soutient **Mosny**, sous le nom de « dystrophie native indifférente[1] ».

Pour d'autres auteurs, l'hérédo-tuberculose comporte quelque chose de spécial, une prédisposition *quasi spécifique* : à débilité égale, l'enfant hérédo-tuberculeux se montre plus enclin à devenir tuberculeux qu'un dystrophique non tuberculeux.

C'est la thèse que je soutenais au Congrès de la Tuberculose de

---

1. **Mosny**, bien qu'il n'admette pas l'hérédo-prédisposition spécifique, signale des faits qui plaident plutôt contre sa première manière de penser. « Il est aussi des cas, dit-il, où la tuberculose frappe avec une fréquence inusitée et une gravité particulière tous les membres d'une même famille, ou tous ceux de ses membres qui offrent avec l'un des deux ascendants (celui qui est tuberculeux) une ressemblance physique ou une faiblesse de constitution qui paraissent plus spécialement le vouer aux atteintes de la même affection. Les risques particulièrement nombreux de la contagion familiale ne suffisent plus, désormais, à nous donner l'explication de ces faits. Il nous faut invoquer une réceptivité plus grande de certains terrains à l'égard de l'infection tuberculeuse..., qui se transmet héréditairement dans une lignée, au même titre que la ressemblance physique ou certaines particularités fonctionnelles congénitales. »

Paris (1898). « Les parents, disais-je, donnent à leurs enfants un milieu organique qui sera propice à la tuberculose. » L'action des poisons tuberculeux provoque à la fois sur le fœtus une action dystrophiante banale et « une action spécifique prédisposant le rejeton à une infection ultérieure par le bacille tuberculeux ». C'est ainsi que « l'état diathésique imposé au bébé par les générateurs tuberculeux devient aboutissant et recommencement de tuberculose. Ce n'est donc pas seulement dans sa santé personnelle et dans son existence que l'homme contagionné par la tuberculose est atteint; c'est sa descendance qui est entachée; c'est la race tout entière qui est menacée, puisque, alors même que les mères tuberculeuses ne transmettent qu'exceptionnellement la graine, elles créent un état diathésique *bacilliphile* : tuberculinose en actualité, tuberculose en expectative, tel est, trop souvent, le lot des enfants de phtisiques. Ce sont des bacillisables de naissance que le bacille guette, et que la contagion menace dès le seuil de l'existence; le bacille est, pour eux, vraiment l'ennemi héréditaire[1] ».

S. Arloing admet cette hérédo-prédisposition spécifique : il s'appuie à la fois sur les observations cliniques humaines et animales, et sur les expériences de **J. Courmont** démontrant l'existence de poisons favorisants. « Les bacilles contenus dans les lésions, dit-il, sécrètent des produits solubles prédisposants, qui, déversés dans le torrent circulatoire, imprègnent le fœtus. L'enfant vient au monde sans lésion, sans tares apparentes, avec un bon état général. Il est cependant si bien imprégné de produits solubles prédisposants que son organisme offrira un terrain spécialement apte à se laisser infecter par la tuberculose. »

Cette opinion de l'hérédo-prédisposition quasi spécifique semble aujourd'hui acceptée par la majorité des auteurs. Une remarque importante à faire est que l'acuité de la prédisposition n'est nullement proportionnelle à l'apparence dystrophique de l'enfant. C'est le lot des fils de tuberculeux de payer tribut à la contagion, et cela, qu'ils soient simplement fluets, ou que la dystrophie les ait fortement stigmatisés.

Maints arguments plaident en faveur de cette hérédo-prédisposition quasi spécifique.

Tout d'abord, contre l'hypothèse d'une prédisposition banale, on peut invoquer cette constatation clinique que l'hérédo-tuberculose

1. **L.Landouzy** : *Revue de Médecine*, 1899, p. 420.

dystrophiante ne se traduit pas par des dystrophies aussi banales que certains le répètent à l'envi. Or, puisque l'hérédo-tuberculeux a, dans son habitus extérieur, comme dans sa constitution, quelque chose d'assez original pour le faire reconnaître, il serait contraire aux inductions de Pathologie générale que ses humeurs n'eussent pas des propriétés spéciales, sinon spécifiques.

Ensuite, on peut invoquer les expériences spontanées qu'observe la Clinique parmi des enfants vivant dans un même milieu et de la même vie, exposés aux mêmes contagions ; ceux-là seuls, souvent, qui sont issus de parents tuberculeux, deviennent tuberculeux, alors que les autres enfants résistent. **Zoppelius**, **Landouzy**, **Bassy**, **Sanson**, **Marfan**, etc., ont montré que les enfants de phtisiques, même lorsque dès la naissance on les éloigne de leur famille tuberculeuse, présentent une aptitude désolante à devenir tuberculeux.

J'ai vu — beaucoup de confrères ayant vieilli dans la pratique ont pu constater mêmes choses — dans les familles nombreuses dont les enfants s'étaient espacés au cours d'une longue tuberculose maternelle, j'ai vu certains des derniers enfants, nettement dystrophiques, payer, plus tôt et plus durement, tribut à la tuberculose que les aînés, et cela, alors que ceux-ci, élevés et nourris d'identique façon, vivant de même manière au foyer maternel, avaient fatalement trempé dans un même milieu familial qui leur avait, à eux les aînés, comme aux petits, offert, pareilles et répétées, toutes les chances de contagion. Dans ces familles, j'ai vu certains des derniers nés se tuberculiser *au choix*, alors que les aînés n'étaient pas frappés à l'*ancienneté*.

Entre nombre d'observations de susceptibilité, j'ai rapporté le fait suivant : Une jeune femme, d'excellents antécédents héréditaires et personnels, succombe d'accidents puerpéraux à son troisième accouchement, laissant trois enfants ; le veuf se remarie. Peu de temps après le mariage, la nouvelle épousée est frappée de tuberculose pulmonaire. Deux grossesses surviennent à brève échéance, leur cours est normal, les accouchements se passent bien. La famille se trouve dès lors composée : d'un père toujours bien portant ; d'une mère poitrinaire ; de trois enfants d'un premier lit, de deux jeunes enfants du second lit. Les cinq enfants sont élevés dans un même milieu de *circumfusa*, d'*ingesta* et de *respirata* : les éléments de la vie commune sont les mêmes pour tout le monde. Or, les trois enfants aînés s'élèvent normalement, le quatrième enfant meurt de méningite tuberculeuse et le cinquième est couché dans une gouttière de Bonnet pour une coxalgie.

Arthaud, **Hutinel** citent des faits semblables : « Des enfants nés

d'une mère saine et d'un amant phtisique... sont devenus tuberculeux,
rapporte **Hutinel**, alors que restaient indemnes les autres enfants nés
auparavant de la même mère et du père légitime non tuberculeux. »

Dans le même sens de la prédisposition, on peut invoquer l'exemple
des *Enfants Assistés* issus de phtisiques, relaté par **Hutinel**. « Aban-
donnés très jeunes, élevés à la campagne, ils s'y tuberculisent peu.
Sans doute, le contingent qu'ils fournissent à l'infection bacillaire
est plus fort que l'indiquent ma statistique et celles de **Stich** et de
Schnitzlein, car beaucoup de tuberculoses peuvent rester latentes ou
méconnues. Mais j'ai constaté, dans ces dernières années, que, si ces
enfants ne se tuberculisent pas, c'est faute d'occasion. Quand ils ont
grandi, on les envoie dans les écoles professionnelles d'Yzeure, de
Villepreux, etc. ; là ils trouvent des tuberculeux; c'est alors qu'ils sont
décimés par la phtisie. » (*Loco citato.*)

Enfin, on peut, en faveur de l'hérédo-prédisposition, citer la gravité de certaines tuberculoses frappant les hérédo-tuberculeux :
« Phthisis hereditaria omnium pessima », disait le vieil adage; et qui
de nous n'a souvenir de tuberculoses aiguës ou subaiguës rapidement mortelles, galopantes, survenant au moment de la puberté ou
de l'adolescence chez des fils et filles de souche tuberculeuse?

L'Expérimentation éclaire-t-elle ce problème?

On doit savoir que le problème général de l'hérédo-prédisposition a
été illuminé à propos d'une autre infection parasitaire : la pébrine des
vers à soie. Le génie de **Pasteur** a prouvé la transmission héréditaire
de la *prédisposition*[1]. Ses expériences ont démontré que le nouveau ver,
sorti d'une « graine » non parasitée, provenant d'un papillon pébriné,
est prédisposé à se contagionner de pébrine, alors même que le « cor-
puscule » (parasite infectant) ne se trouve pas dans cette graine.

En matière de tuberculose, pour ne pas apporter de démonstration
absolue, l'Expérimentation semble plutôt appuyer l'hypothèse de l'hérédo-prédisposition quasi spécifique.

En effet, **J. Courmont** a pu découvrir dans les cultures de bacilles
tuberculeux des produits solubles favorisants[2]. « Expérimentalement

----

(1) **L. Pasteur** : Étude sur la maladie des vers à soie. Moyen pratique assuré
de la combattre et d'en prévenir le retour. *Gautier-Villars, Paris,* 1870.

(2) **J. Courmont** : Etude sur les substances solubles prédisposant à l'action
pathogène de leurs microbes producteurs. *Revue de Médecine,* 1891, p. 843.

Ces faits (action favorisante des toxines tuberculeuses) ont été contestés
par **Auclair**, dans sa thèse (1897).

on peut, en faisant pénétrer ces produits solubles chez des cobayes, rendre ceux-ci incomparablement plus aptes à contracter la tuberculose. Vraisemblablement les bacilles de Koch contenus dans l'organisme maternel sécrètent des produits solubles, lesquels sont transportés par le torrent circulatoire jusqu'au placenta. Ils en franchiront aisément la faible barrière, et pourront ainsi imprégner les tissus du fœtus pendant la durée entière de la grossesse. Ainsi se créerait l'hérédo-prédisposition à contracter la tuberculose, d'enfants en apparence sains à la naissance[1]. »

Carrière (1900) rapporte des faits confirmatifs. Il avait imprégné des cobayes adultes avec différents poisons bacillaires : distillat de culture, résidus de distillation, toxines grasses. Vers l'âge de cinq mois, il inoculait les cobayes, issus de ces cobayes adultes imprégnés de toxines, avec 1 centimètre cube de culture pure de bacille de Koch. Des cobayes, de même âge et même poids, non hérédo-tuberculeux servaient de témoins. Il a vu que les rejetons issus des générateurs imprégnés de poisons tuberculeux sont « manifestement plus sensibles à la tuberculose ; que cette sensibilité est plus grande chez les cobayes provenant de mère et père imprégnés, moins grande si la mère seule l'était, bien moins grande encore si le père seul l'était ».

On pouvait espérer donner une démonstration directe de cette sensibilisation des rejetons hérédo-tuberculeux vis-à-vis de la tuberculose, en éprouvant leurs réactions vis-à-vis de la tuberculine. Nous rappelons qu'en Clinique humaine, la preuve de la sous-cutiréaction tentée par **Hutinel**, **Küss**, etc., a été négative chez plusieurs bébés issus de mères tuberculeuses. Nos récentes expériences avec **Laederich**, sur les cobayes hérédo-tuberculeux, ont, elles aussi, montré que, par injection sous-cutanée de tuberculine, on n'obtenait pas de réaction[2]. Mais on

1. **J. Courmont** : *Lyon Médical*, 1907, p. 499.
2. Nous avons cherché à l'instigation du professeur **S. Arloing**, si les cobayes issus de mères tuberculeuses offraient vis-à-vis des injections de tuberculine une sensibilité plus grande que des cobayes issus de générateurs sains. A cet effet, nous avons, à 2 reprises, injecté chaque fois VIII gouttes de tuberculine brute diluée dans 1 cc. de bouillon stérile, à 3 séries de jeunes cobayes :

première série, 6 cobayes normaux issus de parents sains, devront servir de témoins ;

deuxième série, de 4 cobayes issus de mères qui avaient reçu des injections répétées de tuberculine pendant leur gestation ;

troisième série, de 8 cobayes issus de mères tuberculeuses, mais non tuberculeux eux-mêmes.

Les effets de ces injections, tant sur *la température*, que sur *le poids* des cobayes, se sont montrés entièrement comparables chez les 3 séries d'animaux. La moyenne des élévations thermiques a été de 0°9 chez les cobayes normaux

aurait tort de tirer argument décisif de nos recherehes. Ne sait-on
pas, que pour avoir pleine valeur démonstrative, les injections de
tuberculine doivent être faites intra-cérébrales, suivant la méthode
de **Borrel**; c'est ainsi que, exclusivement, nous procéderons dans une
série d'expériences en cours.

Des recherches multiples ont été tentées, sans grands résultats,
pour démontrer, chez le fœtus, la *présence des poisons favorisants.*
Charrin, constatant que les urines des nouveau-nés hérédo-tuberculeux étaient plus toxiques que celles des nouveau-nés normaux, s'est
demandé si ces urines d'hérédo-tuberculeux ne contenaient pas des
corps favorisant l'infection tuberculeuse. Il a donc inoculé, à doses
répétées, des cobayes avec ces urines, puis il leur a injecté des bacilles
tuberculeux à la même dose qu'à des animaux témoins préparés avec
des urines de nourrissons normaux; il lui a semblé que les cobayes
injectés avec les urines des hérédo-tuberculeux étaient plus rapidement
tuberculisés.

En faveur de cette hérédo-prédisposition si particulière, on pourrait
encore invoquer les faits curieux rapportés récemment en Allemagne par **Stern**[1]. D'après lui, sur **cent** femmes non enceintes et prises
au hasard, **65** réagissent à la tuberculine, tandis que chez les femmes
gravides, la fréquence de la réaction n'est plus que de 54 p. 100 pendant les six premiers mois, tombe à 36,8 p. 100 à huit mois, à 30 p. 100
à neuf mois, pour revenir à son taux primitif quinze jours après l'accouchement. Dans un cas de **Edouard Martin** (*Zeitschrift für Geburtsh.*,
LXI, p. 428) l'ophtalmo-réaction avait été négative pendant la grossesse, l'avortement fut provoqué; sept semaines après l'avortement, la
réaction était positive.

Or les auteurs expliquent cette absence momentanée d'ophtalmo-
réaction et d'intra-dermo-réaction positives par une absence d'anticorps
tuberculeux circulant dans le sang maternel, car, d'après eux, l'intra-
dermo-réaction positive serait due à la présence d'anticorps tuberculeux (?). Pendant la grossesse, les anticorps manqueraient, ou bien
seraient fixés par les lipoïdes placentaires (?). Cette fixation des anticorps tuberculeux, par les lipoïdes placentaires, expliquerait la facilité

comme chez les cobayes issus de mères tuberculeuses, et de 1 degré chez les
cobayes issus de mères tuberculinées. La moyenne des températures maxima
obtenues après les injections a été également de 39°6 dans les 3 séries.

Quant aux poids des animaux en expérience, ils n'ont pas présenté de varia-
tions appréciables sous l'influence des injections de tuberculine. (V⁰ série d'expériences, **L. Landouzy** et **Laederich**.)

1. **Stern** : *Zeitschrift für Gynäkologie*, t. LVI, p. 532.

avec laquelle les mères tuberculeuses voient leur bacillose se généraliser. Elle expliquerait *que le fœtus puisse naître avec une susceptibilité particulière*, car les anticorps, immobilisés sur le placenta, ne passeraient plus au fœtus, et seules parviendraient à la circulation fœtale les substances sensibilisantes. C'est là une hypothèse intéressante que nos recherches prochaines mettront à l'épreuve.

En résumé, de même que l'expérience médicale montre que l'enfant issu d'une lignée tuberculeuse est, plus que les dystrophiques d'autres souches, prédisposé à se tuberculiser, l'expérimentation semble plutôt confirmer le fait que l'infirmer.

Quelle serait la **pathogénie** de cette hérédo-prédisposition dont la Clinique semble imposer la démonstration?

Elle peut tenir à deux séries de causes : 1° conceptionnelles; 2° utérines.

1° Les cellules sexuelles, imprégnées dans l'organisme tuberculeux du père et de la mère, donneraient une lignée de cellules prédisposées; cette hérédo-prédisposition conceptionnelle, qui pourrait provenir aussi bien du père que de la mère, semble être singulièrement plus intense dans le second cas;

2° Le fœtus, soumis dans l'utérus, durant neuf mois, à l'intoxication transplacentaire de la mère phtisique, trouverait longuement moyen de s'y sensibiliser. L'action de la mère apparaîtrait donc être double. C'est ce qui fait dire à **S. Arloing** : « Le fœtus issu d'une mère tuberculeuse sera composé de cellules prédisposées, d'abord par leur provenance; ensuite par l'action des **produits solubles favorisants**, qui les imprégneront pendant toute la durée de la gestation. »

Pour pénétrer plus avant dans le mécanisme de la prédisposition, n'y aurait-il pas lieu de se demander s'il ne s'agit pas d'un phénomène **d'anaphylaxie**, et si la découverte de **Charles Richet**, féconde en suggestions infinies, ne pourrait s'appliquer ici? L'imprégnation *in utero* du fœtus, par les toxines tuberculeuses maternelles, créerait l'état d'anaphylaxie? Après sa naissance, l'enfant resterait anaphylactisé, c'est-à-dire plus sensible à un contage bacillaire que ne le sera l'enfant issu de souche non tuberculeuse. Alors qu'à une même source contaminante, toutes choses égales d'ailleurs, se contagionneraient difficultueusement les dystrophiques non hérédo-tuberculeux, s'infecterait facilement le bébé anaphylactisé… en vertu de sa sensibilisation innée[1].

1. L'opinion de certains auteurs (**Beugnies** entre autres) à propos de l' « imprégnation de la mère » nous semble tout hypothétique. D'après eux « une femme

En résumé, la Clinique donne l'impression que l'enfant hérédo-tuberculeux est plus prédisposé à contracter la tuberculose que les
autres hérédo-dystrophiques. A côté de l'*hérédo-prédisposition banale*,
due au simple fait que l'enfant est né hypotrophique, il existerait
une *hérédo-prédisposition quasi spécifique* de l'enfant hérédo-tuberculeux vis-à-vis du bacille de Koch, sorte d'état anaphylactique.

Tout en soutenant que l'imprégnation tuberculeuse des ascendants
crée pour leur progéniture une prédisposition à se tuberculiser, je ne
professe nullement ce que disaient nombre de vieux auteurs : « Les
enfants de phtisiques sont destinés à devenir des tuberculeux incu-
rables », car leur opinion laisserait croire à la fatalité de la tuberculose dans la lignée des tuberculeux, opinion contraire à l'observation journalière, heureusement aussi réconfortante qu'étaient déses-
pérantes les anciennes doctrines.

Est-ce que la Clinique ne nous montre pas certaines poitrinaires
mener à bien leur grossesse, et parfois mettre au monde de beaux
enfants dont le poids contraste avec la maigreur et la faiblesse de la
mère? Doit-on répéter que, en matière de tuberculose, pas plus qu'à
propos d'autres maladies congénitalement transmissibles (variole,
pneumonie, paludisme, syphilis, etc.), l'hérédité n'est pas fatale ?

Au contraire d'une hérédo-prédisposition, maints exemples cliniques
prouvent que l'hérédo-tuberculeux peut faire une tuberculose atténuée, et c'est au point qu'on a pu se demander, avec **Hutinel**, s'il
n'y a pas une sorte d'hérédité mixte, les ascendants « transmettant au
rejeton une prédisposition à devenir tuberculeux, en même temps
qu'un état spécial de résistance » (*loco citato*, p. 297) : **Hanot**, notant
que les chlorotiques sont souvent filles de phtisiques, remarquait déjà
que « la chlorose vraie n'aboutit guère à la phtisie ». **Marfan** a insisté
sur la bénignité relative des tuberculoses ganglionnaires chez les scrofuleux fils de tuberculeux : leur tuberculose conservant parfois, pendant toute la vie, une allure torpide.

Ces constatations soulèvent le problème si discuté de l'*hérédo-
immunité* tuberculeuse [1].

ayant eu un premier enfant d'un mari phtisique transmet la prédisposition à la
tuberculose aux autres enfants qu'elle a d'un mari absolument indemne » ?

1. Notons encore que l'imprégnation tuberculeuse pourrait bien, chez le
fœtus, favoriser l'éclosion d'autres infections. En effet, expérimentalement,
Charrin et Duclert (1894) signalent que, en injectant des toxines microbiennes
(tuberculine.....) à des femelles pleines, le bacille pyocyanique franchit le placenta, alors qu'il ne le faisait pas chez les femelles non intoxiquées.

IV

HÉRÉDO-IMMUNITÉ TUBERCULEUSE

*Résistance du fœtus hérédo-tuberculeux vis-à-vis du bacille de Koch ;
atténuation de la bacillo-tuberculose chez les hérédo-tuberculeux (?)*

A l'inverse d'une hérédo-prédisposition, existe-t-il une *hérédo-immunité* vis-à-vis de la tuberculose ?

C'est là une hypothèse, que certaines analogies permettent de soulever : l'enfant né d'une mère tuberculeuse résisterait, peu ou beaucoup, à l'infection bacillaire, parce qu'il aurait reçu des anticorps immunisants sécrétés par la mère, ou plutôt parce que lui-même aurait fabriqué et fabriquerait encore des substances immunisantes.

Nombre de *faits cliniques* ont été invoqués en faveur de cette conception très hypothétique :

On a vu des sujets hérédo-tuberculeux malingres, d'aspect chétif, résister, alors que d'autres enfants vigoureux, non hérédo-tuberculeux, étaient contagionnés dans des conditions de milieu contaminant toutes pareilles.

L'évolution lente, torpide de la tuberculose, chez un grand nombre d'hérédo-tuberculeux, a conduit également certains auteurs à l'idée d'une hérédo-immunité. **Hanot,** un des premiers, l'a soutenue, et **Marfan** l'a défendue à propos des scrofuleux. Dans le rétrécissement mitral pur (Potain) ; dans le rétrécissement pulmonaire (Hanot)[1] ; dans la chlorose (Hanot et Gilbert) ; dans l'emphysème pulmonaire, il serait, d'après ces auteurs, exceptionnel de rencontrer une tuberculose pulmonaire cavitaire : quand la tuberculose existe, elle revêt une allure torpide, lente et en général sclérogénisante.

---

1. **Potain** était d'opinion exactement inverse : pour lui, le rétrécissement de l'artère pulmonaire favoriserait l'éclosion de la phtisie. Le fait semble admis généralement aujourd'hui. Nous avons, à l'appui de cette manière de voir, publié, il y a longtemps, avec **Duguet,** l'observation d'un malade affecté de rétrécissement de l'artère pulmonaire et mort de phtisie : **Duguet** et **Landouzy,** *Soc. méd. des Hôpitaux,* nov. 1878.

Marfan, et avant lui **Bazin**, ont insisté sur la bénignité relative des accidents tuberculeux chez les enfants scrofuleux atteints d'une tuberculose antérieure ganglionnaire, ostéo-articulaire ou autre. Ils ont montré[1] que les écrouelleux guéris étaient, d'ordinaire, indemnes de « phtisie pulmonaire, grâce à l'immunité que leur conféreraient contre la tuberculose généralisée grave leurs lésions scrofuleuses, manifestation atténuée de l'infection bacillaire ».

Je suis, depuis longtemps, mis en même suggestion pour ces lupiques que l'on voit entrer jeunes à l'hôpital Saint-Louis et, sans autres affections tuberculeuses, y mourir vieux d'une infection intercur-rente.

Mais la question reste litigieuse, car ces cas interprétés comme prouvant l'hérédo-immunité pourraient s'expliquer, pour quelques-uns d'entre eux, par la voie de pénétration qu'ont suivie des bacilles peu nombreux et de moindre virulence.

L'Expérimentation a-t-elle pu éclairer cette question de l'hérédo-immunité ?

Il est classique d'invoquer les curieuses expériences de **Maffucci** sur la tuberculose du poulet[2]. Cet auteur cherchant à démontrer expérimen-talement l'hérédo-prédisposition obtint, contre toute attente, un état réfractaire : « les poussins issus de géniteurs tuberculeux survivaient à l'inoculation de la tuberculose beaucoup plus longtemps que les témoins ». **Maffucci** constata encore que « les poussins, nés d'œufs tuberculisés pendant l'incubation avec une dose mortelle de bacilles pour les poulets adultes ne succombaient que quatre ou douze mois après la naissance, avec des lésions de tuberculose fibreuse, sans bacilles, ou même survivaient, tandis que les poulets adultes mou-raient un mois après l'inoculation ».

D'après **Maffucci**, cette immunisation ne serait pas due à une atténua-tion des cultures par leur séjour dans l'œuf (car la rétroculture, les inoculations prouvent que les bacilles contenus dans l'œuf et dans l'embryon ont conservé leur virulence); elle serait due à la destruction des bacilles par l'embryon, les toxines bacillaires mises ainsi en liberté provoquant la formation de substances vaccinantes. Si cette destruc-tion des bacilles est totale, le poussin est immunisé à temps et survit; sinon, il naît avec des bacilles qui le tueront quelques mois plus tard.

1. **Marfan** : De l'immunité conférée par la guérison d'une tuberculose locale pour la phtisie pulmonaire. *Archiv. gén. de méd.*, avril-mai 1896, p. 423, p. 575.
2. **Maffucci** : Ricerche sperimentali intorno al passagio del veleno tuberculare dei genitori alla prole. *Travail de l'Institut d'Anat. pathol. de Pise*, Florence, 1900.

Quel serait, pour les partisans de cette hypothèse, le *mécanisme* de l'hérédo-immunité? Serait-elle conceptionnelle; serait-elle utérine?

1° De nombreuses recherches d'**Ehrlich** semblent montrer que les cellules sexuelles ne jouent aucun rôle dans la transmission héréditaire de l'immunité?

2° Celle-ci serait d'origine maternelle, et due à la transmission transplacentaire des toxines et antitoxines maternelles.

Il semble peu admissible qu'il s'agisse d'une immunisation passive, la mère hypervaccinée transmettant au fœtus les antitoxines toutes fabriquées? En effet, il faudrait supposer une mère hypervaccinée, et l'on sait, d'autre part, que toute immunisation passive est de très courte durée. Il semblerait plutôt qu'il s'agisse d'une immunisation active dont le fœtus ferait les frais. Impressionné par les toxines maternelles filtrant à travers le placenta, ou peut-être par de très petites doses de bacilles morts ou vivants, il se défendrait en fabriquant des substances vaccinantes qui le protégeraient dans le présent contre l'hérédo-contagion venant de la mère; et après la naissance contre les contages extérieurs.

A mes yeux, le problème apparaît singulièrement complexe : on ne peut avoir sur la question que des impressions cliniques, faites d'une longue pratique; je ne saurais donc admettre, pour ma part, l'absolutisme des auteurs qui tranchent dans un sens aussi bien que dans un autre, sur des raisonnements hypothétiques, et non sur des observations longuement accumulées. Ils reprochent à leurs contradicteurs d'affirmer sans preuves, eux-mêmes nient sans preuves. Aussi, ne parlant que d'impressions, je dirai que les faits cliniques semblent indiquer, le plus souvent, une hérédo-prédisposition vis-à-vis de la tuberculose; hérédo-prédisposition parfois tempérée par un certain degré d'hérédo-immunité.

V

PRÉDISPOSITIONS INNÉES ET ACQUISES

Il est désormais établi par la Clinique et l'Expérimentation que le nouveau-né, parcelle détachée du fief maternel tuberculeux, représente, en ses déviations humorales, cellulaires, organiques et fonctionnelles, un terrain morbide inné, et comme tel se trouve, vis-à-vis de la contagion bacillaire, un **prédisposé**.

La Clinique dénonce chez d'autres individualités humaines ou animales une affinité innée ou acquise vis-à-vis de la tuberculose.

Depuis longtemps, j'insiste sur la réalité de terrains **prédisposés** dont les meilleurs auteurs discutent encore l'existence. **A. Calmette**, à la Conférence de Vienne (1907), n'adoptait-il pas les conclusions de **Germain Sée**, prétendant, en 1884, que la prédisposition (tuberculeuse) « n'est qu'un mot qui attend des preuves » ?

Ce sont ces preuves que la Clinique n'est pas en peine de fournir, et que, depuis près de trente ans, j'ai rassemblées.

Parmi les individualités qui font facile commerce avec la tuberculose, il s'en trouve d'**innées**. Chez elles la prédisposition morbide est inhérente à la nature et à la somme des composés physiques, chimiques — constitution — et dynamiques — tempérament — qu'elles ont apportés en venant au monde.

Ces individualités sont celles que le bacille menace, au seuil même de l'existence.

D'autres individualités souscriront aussi d'une façon désolante à la contagion, mais leur prédisposition sera **acquise** ; il faudra que certaines éventualités morbides rendent presque inévitable ce qui auparavant n'était que possible. Il faut, à ces individualités, pour décupler les chances de leur candidature à la tuberculose, l'adjuvant d'une maladie qui, jetant dans leur organisme une perturbation, impose à celui-ci une nouvelle personnalité qui, elle, entrera mieux en connivence avec la tuberculose.

Parmi les prédispositions innées les plus nettes, j'ai dénoncé **le terrain vénitien**.

Plus que jamais, je continue à affirmer, *in aere parisiensi*, la prédisposition bacillaire pour l'homme (*vir rufus*) dont la peau blanche, fine, transparente, marbrée de veinules, souvent tachetée de macules; les chaires molles; les sueurs faciles, parfois odorantes; l'iris bleu et la sclérotique porcelainée; le système pileux, soyeux, de couleur rouge, rousse ou blonde tirant sur le roux; les formes plutôt graciles et élégantes, semblent être l'apanage.

Je m'étais arrêté à cette locution parce que, en plus de la commodité de son laconisme et l'avantage de ne rien préjuger par elle-même, elle n'éveille pas la susceptibilité des malades qui n'aiment qu'on fasse allusion, ni à la couleur de leurs cheveux ou de leurs poils, ni à leurs taches de rousseur. Aucune autre expression, d'ailleurs, ne saurait peindre, avec plus d'exactitude esthétique, les individualités rousses qui évoquent le souvenir de ces types roux (cheveux rouges ou blonds comme les blés; peau lactée; beauté des formes) si chers aux Maîtres de l'École vénitienne. On chercherait en vain, dans leurs chefs-d'œuvre, une seule femme qui n'ait pas la parure « vénitienne » : témoin, les *Noces de Cana* et le *Repas de Jésus chez Simon*, au Louvre; témoin, le *Triomphe de Venise*, au palais des Doges; l'*Amour sacré et profane*, à la villa Borghèse, etc.

Depuis que mon attention s'est portée sur la prédisposition bacillaire du type vénitien, je n'ai guère trouvé en défaut mon observation.

Le déterminisme de cette prédisposition se rattache à tout un ensemble de particularités constitutionnelles qui marchent de pair avec le soyeux et le coloris du système pileux. Ce que ni l'analyse histologique, ni l'analyse chimique n'arrivent à différencier chez le *vénitien*, les affinités et les réactions bacillaires parviennent à le faire. Cette singularité n'a pas lieu de surprendre le Phtisiologue, quand, de par la Pathologie générale, il connaît, pour d'autres maladies parasitaires, nombre de prédispositions, ou d'immunités, inhérentes à des terrains dénoncés par les médecins et les vétérinaires.

Je fais allusion ici :

à l'aptitude désolante de la première enfance pour la tuberculose;

à l'aptitude déplorable de la seconde enfance pour la diphtérie;

à l'aptitude de l'enfance et de l'adolescence pour l'herpès tonsurant, et à la quasi-immunité de l'adulte pour cette tricophytie, qui ne pourra plus l'atteindre désormais, que sous forme d'herpès circiné ou de sycosis parasitaire;

à l'aptitude des terrains arthritiques à se laisser couvrir de pityriasis versicolore;

- à l'aptitude déplorable des Anglais, même implantés depuis longtemps en France, pour la scarlatine et ses formes malignes ;

aux recherches expérimentales de **A. Chauveau** sur la prédisposition
ou l'immunité de certaines races de mouton vis-à-vis du sang de rate ;

à la facilité enfin que présentent « *les vaches ayant beaucoup de blanc* »
à contracter la tuberculose ; facilité qui, à propos de mon *vir rufus*,
m'était dénoncée par **Trasbot** [1].

1. **Trasbot**, communication écrite, 1883 ; *in* **Landouzy** : Prédispoitions tuberculeuses innées et acquises. *Congrès Tub.*, Paris 1888 ; in *Revue d'Hygiène*, 1888,
p. 754.

« J'ai constaté, depuis très longtemps, que toutes les maladies constitutionnelles sont beaucoup plus fréquentes chez les animaux à pelage blanc ou très
clair, que chez les autres, et cela dans la plupart des espèces, je dirai même
volontiers, dans toutes. J'ai déjà signalé ce fait dans mon article « Mélanose »
du *Dictionnaire encyclopédique*, t. XII, p. 539. Aujourd'hui, je puis l'affirmer d'une
façon formelle. Non seulement la mélanose, mais toutes les néoplasies sont
infiniment plus fréquentes chez les animaux, chevaux, chiens et chats à pelage
blanc ou très clair, et à peau non ou peu pigmentée.

« A mesure que j'observe des faits, cette loi se confirme pour moi. Mais elle
n'embrasse pas seulement les tumeurs de toutes formes, la tuberculose paraît
y obéir également. Il y a bon nombre d'années déjà, j'ai entendu dire à plusieurs éleveurs que les vaches ayant beaucoup de blanc étaient plus spécialement prédisposées à la phtisie. J'ai cherché à contrôler cette opinion, et tout ce
que j'ai pu observer tend à la justifier. Ainsi, dans les races hollandaise, flamande
et normande qui fournissent le plus grand contingent à cette maladie, ce sont
généralement les bêtes dont les parties foncées de la robe sont moins étendues
qui sont le plus souvent atteintes et chez lesquelles surtout l'affection marche
le plus rapidement.

« Dans tout le centre de la France, les bêtes bovines très robustes, et de couleur foncée, sont très rarement atteintes. Il en était de même autrefois, dans le
département de la Nièvre ; la race morvandelle, qu'on y élevait, avait la rusticité
et l'excellente santé des animaux de l'Auvergne et du Limousin : elle était
grossière et convenait surtout pour le travail. Sa couleur était presque entièrement rouge foncé, elle ne présentait de blanc que sous le ventre et sur le
milieu du dos ; les animaux de cette race supportaient les privations sans que
leur santé fût altérée : maintenant elle n'existe plus. Des conditions écono-
miques nouvelles y ont fait substituer des animaux très perfectionnés au point
de vue de la boucherie, provenant du Charolais et des Durhams, tous sont blancs
ou à peu près blancs, par la raison qu'on élimine de la reproduction tous les
animaux à poils colorés dont la pureté de race serait contestée. Cette race
nivernaise nouvelle, la plus parfaite de France pour la boucherie par sa confor-
mation et son aptitude à l'engraissement, n'a plus les qualités de la morvandelle.
Dans le pays, on trouve déjà des individus tuberculeux, en petit nombre cependant, parce que les animaux sont très abondamment nourris ; mais si l'on
importe ces mêmes animaux dans les parties pauvres du Berry et de la Sologne,
où autrefois on amenait sans danger beaucoup de bœufs du Morvan pour les
employer aux travaux de culture, les nouveaux nivernais deviennent souvent
phtisiques.

« Certes, il ne conviendrait pas d'attribuer ce résultat exclusivement à la blan-
cheur de leur robe (on aurait trop de bonnes objections à opposer à cette

Le *vir rufus*[1] n'est point seulement curieux à considérer pour la facilité déplorable avec laquelle la tuberculose s'attaque à lui, comme elle s'attaque aux vaches « *ayant beaucoup* de blanc ». Chez le *vénitien*, la bacillose présente, en ses localisations surtout pulmonaires comme en ses allures cliniques et anatomo-pathologiques, des particularités vraiment originales sur lesquelles j'ai insisté ailleurs. L'évolution de la maladie, d'ordinaire, n'aboutit guère aux processus caséeux; l'hyperthermie est rarement son fait[2].

Guérin, dans son tout récent mémoire[3] sur *les terrains prédisposés à*

manière de voir), mais il semble que la teinte du poil ou de la peau coexiste avec certaines aptitudes physiologiques. »

1. La prédisposition des roux à la tuberculose étant cliniquement bien établie, il en découle d'importantes notions de *séméiotique, de pronostic et d'hygiène* :

de séméiotique : en ce sens qu'instruit de la prédestination du vénitien, le médecin, devant un suspect de tuberculose, est tout préparé à faire son diagnostic dès la première et la plus légère atteinte;

de pronostic : en ce sens que les roux faisant commerce avec la tuberculose différemment que les autres terrains bacillés, le diagnostic de tuberculose sur un *vir rufus* aide à la précision du pronostic, par ce seul fait qu'évoluant sur un vénitien, la phtisie prend une physionomie particulière en ses localisations, sa marche et sa durée;

d'hygiène : en ce sens, qu'au point de vue de la sélection, comme de la prévention familiale ou hospitalière, on fait bien de se garer du type vénitien; et cela tant pour ne pas l'infecter, que pour ne pas être contaminé par lui dès qu'il devient foyer de tuberculose.

Nous voudrions voir le vénitien éloigné de certains milieux, en première ligne du milieu hospitalier qui lui paraît fatal : la preuve en est que, sur sept infirmiers des hôpitaux soignés par nous comme phtisiques, tous les sept étaient roux.

Nous voudrions que jamais un vénitien n'entrât au service d'une famille dans laquelle aurait pénétré la tuberculose; nous voudrions que le vénitien fût toujours placé dans les milieux de moindre condensation bacillaire possible. Pour la même raison, nous ne choisirions pas volontiers pour nourrice une vénitienne (nous avons vu le contraire se faire dans les familles parce que les cheveux dorés et la peau blanche de la nourrice flattaient les idées de coquetterie de certaines mères), de crainte, qu'à la faveur des incessants et multiples contacts de cohabitation urbaine, elle ne fût contagionnée et ne contaminât le bébé dont elle aurait la garde. C'est là une pratique dont nous nous sommes fait une obligation tant à l'hôpital qu'en ville; ce que nous observons, chaque jour, n'est pas fait pour nous amener à nous départir de ces précautions prophylactiques. Nous savons que, quoique nous entreprenions pour protéger le vénitien contre la quasi-fatalité qui pèse sur lui, la malignité contagieuse du bacille n'aura toujours que trop d'occasions de nous trouver en défaut. (**Landouzy** : *Loco citato*.)

2. Voir *Thèse* Doctorat, Paris, 1883. **Dewevre** : Sur la prédisposition des roux à la tuberculose. — **L. Landouzy** : Cours complémentaire de Pathologie interne (sur les Maladies respiratoires); Conférences de Pathologie générale à la Faculté de médecine de Paris.

3. In *Tuberculosis*, n° 8, vol. IX, 1910, p. 336. Sommaire des Communications

la tuberculose chez les bovidés, conclut : « Parmi les races blondes, celles qui marquent une tendance nette au blondissement spontané (albinisme), ou dont la pigmentation évolue vers le blond-roux, teinte comparable au blond vénitien chez l'homme, ont une prédisposition certaine à contracter la tuberculose. »

L'enquête de **Guérin**, si intéressante en Pathologie générale comparée, l'est non moins pour la thèse de l'hérédo-prédisposition que je soutiens plus haut, puisque l'auteur ajoute : « Ces sujets transmettent aux produits des croisements auxquels ils sont soumis une part de leur réceptivité. »

Des prédispositions innées pour la tuberculose des *fils de poitrinaires* et des *vénitiens*, la Clinique m'a fait rapprocher certaines prédispositions **acquises**.

Au premier rang de celles-ci se rangent les individualités dont la variole et la varioloïde — la variole surtout — ont *sensibilisé* le terrain, le préparant à l'ensemencement bacillaire.

La tuberculose, pour si offensante qu'elle soit pour le *vir variolosus*, apparaît d'ordinaire tardivement, alors qu'on a perdu le souvenir de la fièvre éruptive; assez loin de celle-ci, pour que puissent être méconnus les liens pathogéniques qui rattachent la tuberculose à la variole.

La prédisposition est ici de tout autre ordre que pour la Rougeole, car les choses se passent, dans le temps, tout différemment. Tandis, qu'en matière de Rougeole, la tuberculose frappe si facilement le malade ou le convalescent, la Variole semble *préparer* le terrain pour des échéances d'ordinaire assez éloignées.

Que le variolisé soit, dès le jour de sa fièvre éruptive, pourvu d'un état constitutionnel nouveau, deux choses l'attestent : l'immunité conférée vis-à-vis de la variole; l'affinité conquise vis-à-vis de la tuberculose. Sans la variole, le terrain primitif se serait refusé à souscrire à la contagion bacillaire, comme font, dans la même lignée, les père et mère, les frères et sœurs du variolisé, alors que tous, vivant de la même vie familiale, partageant même habitat, ayant même régime alimentaire et même hygiène générale, ont tous couru les mêmes risques de la contagion tuberculeuse [1].

annoncées à la IXe Conférence internationale contre la Tuberculose, Bruxelles, octobre 1910.

1. « L'intérêt diagnostique de la prédisposition du *vir variolosus* est au moins égal à l'intérêt pathogénique, puisque, suspecté de tuberculose, le variolisé a chance d'être reconnu dès les premières atteintes.

« La suspicion dans laquelle dorénavant nous tenons tout variolisé sert ses

La prédisposition du *vir variolosus* donne le pourquoi de ces exceptions qui, parfois, désorientent le médecin quand il s'étonne de voir, tout à coup, la tuberculose s'abattre sur un ou deux seulement des membres d'une nombreuse et belle famille ; alors que ces néo-tuberculeux semblaient, avec leurs ascendants, leurs frères, leurs sœurs et leurs collatéraux, devoir partager la pleine santé transmise de génération en génération.

Parmi tant d'exemples qui m'avaient frappé, j'ai souvent rappelé l'observation d'un malade vu en consultation. Il s'agissait d'un adulte de bel aspect, l'aîné de cinq enfants, tous bien développés et bien portants, vivant en d'excellentes conditions, dans le même milieu familial avec le père et la mère, indemnes de toute affection tuberculeuse. Seul de toute la famille, enfant, il avait eu une variole dont témoignaient de belles cicatrices frontales, et jamais, en dehors de cette variole, il n'avait été ni souffrant, ni malade, A la suite d'un refroidissement, il mourait à la trentaine, emporté en quatre mois, par une tuberculose caséeuse.

Cette prédisposition acquise des variolisés est telle que tout variolisé, pour moi, doit être suspect de tuberculose pulmonaire, et que ses sommets doivent être minutieusement examinés.

Dans une statistique de 1883, sur plus de 300 malades porteurs de cicatrices de variole, examinés et interrogés par moi, j'en comptais 11 seulement, c'est-à-dire 3 p. 100 qui ne fussent pas convaincus de tuberculose. Encore, je prenais soin de faire remarquer que les 11

intérêts, puisque, la thérapeutique trouvant moyen de se faire précoce, la guérison a plus de chances d'être obtenue.

« La conclusion à tirer de ceci, la morale, dirions-nous volontiers, c'est que le variolisé doit fuir tout contact avec les tuberculeux. Le variolisé ne doit être ni infirmier, ni domestique au service d'un tuberculeux. La nourrice variolisée ne doit pas entrer dans les familles visitées par la tuberculose. Les variolisés devraient se faire campagnards et fuir les villes, où ils viennent se jeter en pleine condensation bacillaire. Ces précautions élémentaires sont la loi de salut pour ces prédisposés. Depuis longtemps, nous montrons aux élèves que les infirmiers variolisés, entrés valides dans nos hôpitaux, contractent tous la tuberculose.

« Le fait nous a paru tellement constant que nous nous faisons un devoir d'avertir nos serviteurs du danger qui les menace. C'est pour cette raison que, tout récemment, trouvant à l'hôpital Tenon, comme infirmière, une superbe bretonne, fortement charpentée, aux formes opulentes, au teint rosé, jouissant des meilleurs antécédents personnels et héréditaires, mais couverte de cicatrices de variole (elle n'avait jamais été vaccinée), nous l'avons renvoyée dans son pays, où elle a autant de chances d'échapper à la contagion, qu'elle avait, à l'hôpital, de certitudes de gagner la tuberculose, en dépit de ses vingt ans et de la vigueur de son tempérament. » (**Landouzy** : *Loco citato.*)

non encore tuberculeux avaient bel, vu leur âge peu avancé, d'entrer en connivence avec la tuberculose [1].

Plus les variolisés avancent en âge, et plus, parmi eux, les tuberculeux deviennent nombreux. Rares chez les vieillards sont les variolisés non tuberculeux. **Gougerot** a confirmé ces données dans une statistique faite à l'Hospice Debrousse [2]. Ces vieillards variolisés tuberculeux atteignent l'énorme proportion de 93 p. 100. Ce chiffre est à opposer au taux faible, 22 p. 100, de tuberculose rencontrée chez les autres vieillards du même hospice, vivant dans un même milieu, de la même vie, et fournis par un même recrutement, donc ayant eu une existence antérieure assez comparable.

Il est d'autres prédispositions *acquises* relevant d'un déterminisme différent de celui qui s'applique au *vir variolosus*.

La Clinique dénonce l'affinité singulière marquée pour la tuberculose par ces adolescents, brusquement et vite affligés d'une taille disproportionnée pour leur âge. Peu musclés, fluets, minces, maigres; les chairs molles, toujours fatigués; ils ont l'air de fléchir sur leur longue colonne vertébrale. A peine ont-ils conquis leur taille démesurée qu'ils payent tribut à la tuberculose, alors que leurs frères et sœurs, ayant grandi normalement, restent indemnes. La chose est si commune que — paraphrasant le *vir pilosus*, le *vir rufus* et le *vir tuberculosus* — j'applique à ces autres prédestinés l'épithète de *populeus* (peuplier), pour bien marquer les affinités conquises, vis-à-vis de la tuberculose, par le terrain *populeus*.

Il en est de même, vis-à-vis du contage bacillaire, de la susceptibilité d'adolescents **trachéotomisés, dans leur enfance,** pour croup diphtérique. On les voit très rarement parvenir à l'âge d'homme.

C'est que le *vir gutturilœsus*, quelque peu sensibilisé déjà par l'ancienne diphtérie, ne se trouve plus, dès le jour de sa trachéotomie, en état physiologique. La cicatrice imprime au tube respiratoire en plein développement — puisqu'il s'agit de jeunes enfants — une manière d'hypotrophie d'où résulte le moindre volume du thorax. En second lieu, le tissu de cicatrice, laissé par la plaie, fait que sur un

---

1. Souvent, je me suis demandé si Mirabeau, dont le visage était couvert de cicatrices varioliques, n'avait pas été victime de sa prédisposition? Les troubles péricarditiques, auxquels il semble avoir succombé à quarante-deux ans, pourraient bien servir ma thèse. Le protocole nécropsique et l'observation de Cabanis, si incomplets soient-ils, pourraient s'interpréter dans le sens d'une inflammation péricarditique tuberculeuse.

2. **Gougerot** : In *Congrès international de la Tuberculose*, Paris, 1905, t. I, p. 279.

point des premières voies respiratoires, manque la défense phagocytaire de l'épithélium trachéal cylindrique cilié et de sa sous-muqueuse à jamais détruits.

La preuve de cette prédisposition **acquise** du *vir gutturilœsus* est donnée en France, comme en d'autres pays, par ce fait que, parmi les adultes passant devant les conseils de révision militaire, on compte, à titre tout à fait exceptionnel, ceux dont le cou porte la trace d'une trachéotomie **faite dans l'enfance**.

En dehors de la pratique hospitalière, où ma remarque ne s'est jamais trouvée en défaut, j'ai vu en consultation une dizaine de jeunes gens et jeunes filles adolescentes trachéotomisés dans l'enfance pour croup diphtérique. Les plus âgés touchaient à la dix-huitième année; tous étaient atteints de tuberculose pulmonaire avancée ou commençante, tandis que l'enquête menée sur la famille disait les frères et les sœurs indemnes. Chez tous ces adolescents, que la prédisposition avait conduits à la bacillose, l'aspect était frêle, la mine pâle, le thorax étroit, les formes graciles; chez deux de ces trachéotomisés : garçon de quatorze ans, fille de seize ans, on constatait de l'hyperglobulie.

Je ne connais, depuis plus de vingt années que mon attention est spécialement attirée sur ce point, qu'une *adulte*, d'apparence bien portante, que j'ai trachéotomisée en 1871; c'est une exception qui confirme la règle.

Parmi les prédispositions *acquises*, il y a lieu de faire une place — celle-ci moins spéciale, pathogéniquement parlant — à toutes les causes occasionnelles qui, momentanément, font plus facile la contamination bacillaire; cela, à la faveur des troubles humoraux, organiques et fonctionnels des maladies toxi-infectieuses communes.

Au premier rang de celles-ci, se placent la coqueluche et la rougeole, dont nos anciens faisaient déjà des *vestibula tabis*.

La prédisposition ici, contrairement à ce que nous l'avons vue chez l'hérédo-tuberculeux, chez le *vir rufus*, le *vir variolosus*, le *vir populeus*, ou chez le *vir gutturilœsus*, est temporaire. Chez le coquelucheux et le rubéolique, la prédisposition accompagne ou suit la laryngite spasmodique et la fièvre éruptive; elle naît, pour ainsi parler, avec la maladie infectieuse pour s'éteindre avec elle, au fur et à mesure que tout, chez le coquelucheux et le rubéolique, revient *ad integrum*; que catarrhes et congestions disparaissent, et que les forces se rétablissent.

Il en va de même, pour la fièvre typhoïde, pour certaines gonococcies, pour certaines infections grippales, pour certaines fièvres vaccinales, qui dérivant momentanément les moyens de défense d'un organisme mis à mal, fait de celui-ci (surtout dans les encombrements hospitaliers) la proie banale de la bacillose.

C'est le cas également d'une syphilis intercurrente venant frapper le tuberculeux.

Le terrain du néosyphilitique, déjà ensemencé de bacillose, se défend, d'ordinaire, mal contre les processus caséifiants tuberculeux. La preuve en est, que la médication mercurielle et iodurée qui, au mieux, servirait les intérêts du syphilisé, contrarie les intérêts du néo-tuberculeux[1].

Inversement — ceci témoignant encore de l'importance du terrain pour l'ensemencement et la germination bacillaires — les syphilitiques anciens, ceux dont l'avarie date de quinze, vingt ou vingt-cinq ans, par exemple, marquent souvent, dès leur contamination tuberculeuse, une tendance vers une évolution lente, parfois fruste, apyrétique, avec lésions sclérogénisantes, bien plutôt que caséifiantes.

Aussi a-t-on pu dire que, sur ces terrains, la tuberculose semblait s'atténuer : de fait, les réactions du syphilitique vis-à-vis de la bacillose, plutôt faites de processus sclérogénisants, viennent cette fois servir les intérêts du bacillisé.

Il paraît, en une certaine mesure, en être de même pour les saturnins depuis longtemps déjà intoxiqués.

C'est le cas encore d'autres intoxications, telle l'intoxication alcoolique qui, par toute une série de viciations organiques et d'insuffisances fonctionnelles, déprimantes, « préparent le lit à la tuberculose ».

D'autres individualités encore seraient logées à pareilles enseignes : certains uricémiques, goutteux, neuro-arthritiques, en raison de leur tempérament morbide que leur physionomie dénonce si clairement (impressionnabilité, éréthisme, camptodactylie[2], etc., etc.), n'ont-ils pas leurs façons à eux de souscrire à la contamination bacillaire? Ne sommes-nous pas accoutumés à les voir frayer avec la tuberculose, bien différemment que les gens non stigmatisés par l'arthritisme?

Les neuro-arthritiques, par leur fond organique; par leur humo-

1. Voir : Tuberculose en activité, et Syphilis commençante : **L. Landouzy**, in *Leçons « Les Sérothérapies »*. — **Jacquinet**, Thèse Paris, 1895, *Contribution à l'étude de la tuberculose pulmonaire chez les syphilitiques*. — **Émile Sergent** : *Syphilis et Tuberculose*. Masson, 1907.

2. **L. Landouzy** : Camptodactylie, signe d'Arthritisme, in *Leçons de la Charité*, 1885 et *Cinquantenaire de la Société de Biologie*, 1899, p. 564. — Camptodactylie, stigmate organique précoce du neuro-arthritisme, in *La Presse Médicale*, 21 avril 1906.

risme ; par leurs réactions à toutes les impressions morales et physiques, normales ou morbides, représentent encore, vis-à-vis de la bacillose, des individualités assez originales. Le neuro-arthritisme, dans lequel les maladies toxi-infectieuses, comme les intoxications endogènes ou hétérogènes[1], peuvent, de façon innée ou acquise, à tout âge, jeter nos clients ; le neuro-arthritisme, dis-je, marque les manifestations tuberculeuses (fluxions brusques et intensives ; hémoptysies répétées, plutôt peu abondantes ; hyperthermie soudaine et passagère ; tachycardie, etc.), d'une empreinte tellement personnelle, que, sur cette empreinte, nos pronostics comme nos inspirations thérapeutiques ont dû apprendre à se régler.

La doctrine des prédispositions — qu'elles soient majeures ou mineures — m'est toujours apparue si vraie, et son importance pratique si grande, que, il y a dix ans, au *Congrès de Naples*, ayant à rapporter sur les **Eléments du diagnostic précoce de la tuberculose**[2], j'énumérais chacune de ces prédispositions parmi les signes de *suspicion*, qu'un examen complet des « candidats » à la tuberculose change le plus souvent en certitude.

Depuis, bien d'autres travaux se sont attachés à élucider le chimisme des terrains tuberculisables, et à pénétrer le déterminisme des prédispositions.

Dans ses Communications[3] sur le stade préparatoire à la tuberculose (période consomptive fonctionnelle qui précède la germination tuberculeuse), **A. Robin** a relaté des expériences d'où il conclut, chez le prétuberculeux : 1° à une accélération des échanges respiratoires ; 2° à une diminution du volume de l'expiration maxima ; 3° à une déminéralisation. De ses recherches, qui ont principalement porté sur des tuberculeux initiaux, **A. Robin** croit pouvoir déduire que ces perversions fonctionnelles permettent d'annoncer l'invasion de la tuberculose, avant que l'individu (prétuberculeux) soit bacillisé.

On sait également que la notion de dyscrasie acide, déterminant la déminéralisation, a inspiré l'Hygiène thérapeutique antituberculeuse

1. **L. Landouzy** : L'Arthritisme, aboutissant d'infections et d'intoxications héréditaires ou acquises, *Leçons de la Charité*, 1885, in *Exposé des titres et travaux scientifiques*, Alcan, 1890.
2. *Atti del Congresso contro la Tuberculosi*, Napoli, aprile 1900, p. 277.
3. **A. Robin** : Le terrain du tuberculeux et son amendement. In *Congrès international contre la Tuberculose*, Paris, 1905, t. I, p. 236. L'accélération des échanges respiratoires et la déminéralisation organique chez les prétuberculeux et chez les phtisiques, in *Académie de Paris*, séance du 2 novembre 1909.

par la reminéralisation, dont le Régime récalcifiant de **Ferrier** (Alimentation anti-acide et Médication minéralisatrice) est une application.

De toutes les considérations pathogéniques évoquées au cours de mon travail, découleront les moralités doctrinales et pratiques qui sont la raison d'être des Etudes apportées à la Conférence de Bruxelles.

Mon Rapport atteste, qu'en plus de la facilité déplorable reconnue à toute l'espèce humaine de se tuberculiser, il est des individus, des *terrains* sur lesquels, *avec prédilection*, germe la bacillo-tuberculose.

Je pense avoir donné la preuve des **prédispositions** innées et acquises à la tuberculose, hier encore contestées, et l'on voudra bien reconnaître, qu'en cela, comme pour d'autres révélations, la Clinique aura précédé la Médecine expérimentale.

VI

CONCLUSIONS DOCTRINALES ET PRATIQUES

La Médecine ancienne considérait l'Hérédité comme une fatalité de la phtisie.

A cette désespérance, la Médecine moderne oppose une doctrine consolante et protectrice, laissant place entière à la Prophylaxie.

La Clinique et la Médecine expérimentale inscrivent l'Hérédo-tuberculose et les Prédispositions parmi les **maladies évitables.**

L'Hérédo-tuberculose peut se traduire de deux manières :

1° **Hérédité de graine** (ou *transmission du bacille au fœtus*) ;

. 2° **Hérédité de terrain** (ou *hérédité dystrophiante*).

I. L'**Hérédité de graine** ou **hérédité parasitaire** (*transmission du bacille au fœtus*), paraît une rareté.

C'est exceptionnellement, que les générateurs tuberculeux engendrent des fils porteurs de bacilles ; mais, pour être exceptionnel, le fait est, aujourd'hui, démontré sans conteste.

Cet apport du bacille au fœtus semble pouvoir se faire par plusieurs voies : par le spermatozoïde, par l'ovule, par le placenta.

La Médecine comparée, pas plus que l'Expérimentation, n'ont démontré l'*Hérédité bacillaire conceptionnelle paternelle.*

L'Histo-bactériologie commence à donner des preuves de l'*Hérédité bacillaire conceptionnelle maternelle*, par la constatation directe du bacille de Koch dans l'ovule de la femme.

Les inoculations positives et les constatations directes du bacille chez les femmes et chez les fœtus humains, aussi bien que l'expérimentation, donnent la preuve irréfutable de la transmission du bacille au fœtus par la voie transplacentaire, les bacilles maternels arrivant au placenta par la circulation artérielle.

La voie placentaire est la voie ordinaire de l'hérédo-contagion. La source de la tuberculose congénitale émane presque tout entière de cette voie de pénétration transplacentaire : soit pendant la vie intra-utérine ; soit au moment de l'accouchement. C'est pourquoi, pour la tuberculose, comme pour d'autres infections, la mère a sur le rejeton une influence plus considérable que le père[1].

II. **L'hérédité de terrain** (*hérédité dystrophiante*) doit, dans la phtisie, être tenue pour aussi fréquente, que l'hérédité de graine paraît exceptionnelle.

Cliniciens et Expérimentateurs s'entendent, aujourd'hui, pour reconnaître que la dystrophie et la dégénérescence stigmatisent trop souvent la lignée des mères tuberculeuses.

Clinique et Expérimentation établissent, chez les hérédo-tuberculeux, la fréquence des états constitutionnels et des malformations héréditaires : monstruosités, infantilisme, chétivisme, développement incomplet d'organes; malformations viscérales : rétrécissement mitral, rétrécissement de l'artère pulmonaire, aplasie artérielle, lésions angio-hématiques, pulmonaires, nerveuses, osseuses; cirrhoses hépatiques, néphrites..., ou simple débilité d'organes.

On ne saurait trop insister sur la fréquence de ces dystrophies. Que de susceptibilités de tempérament, de fragilités de constitution, d'infirmités cardiaques, hépatiques, rénales, etc. etc., constatées dans l'enfance et dans l'adolescence, trouvent leurs racines dans l'hérédo-tuberculose dystrophiante! Combien d'hérédo-tuberculeux sont des invalides de naissance!

Ces hérédités, générales et locales, sont de première importance pour la Pratique médicale, à qui moins importe leur pathogénie.

En somme, bacilles, sécrétions bacillaires, cytotoxines maternelles (isolés ou associés) parvenant au fœtus, aboutissent à des viciations humorales, organiques et fonctionnelles conditionnant :

— exceptionnellement, une bacillo-tuberculose folliculaire, ou non folliculaire, caractérisée par la présence du bacille chez le fœtus (*hérédité de graine*).

— communément, des dystrophies (*hérédité de terrain*).

C'est la fréquence de ces dernières, opposée à la rareté de la transmission du bacille, qu'il faut retenir pour la proclamer hautement.

---

1. Certaine opinion veut que l'hérédité parasitaire n'ait pas d'intérêt pratique, parce que tous les enfants, chez lesquels la bacillisation a été démontrée, sont morts en naissant, ou quelques jours plus tard. Pourtant, il n'est nullement prouvé qu'il ne puisse naître des enfants bacillisés viables, chez lesquels la tuberculose, constatée à l'adolescence, serait le résultat des bacilles transmis *in utero*. Il n'est pas prouvé que des bacilles, peu nombreux et peu virulents, ne puissent passer chez le fœtus, y être détruits, tout en créant des états dystrophiques permettant la survie.

*
* *

Ce que — de façon aléatoire et non fatale — transmettent les générateurs à leurs descendants, c'est non pas le mal tuberculeux, mais la prédisposition à en être atteints; c'est un terrain bacillisable, bien plutôt qu'un terrain bacillisé. C'est ce terrain bacillisable que, dès la naissance, il appartient à la Puériculture de défendre contre la contamination acquise.

Ces notions, sur lesquelles sont tombés d'accord médecins, expérimentateurs et vétérinaires, sont aussi réconfortantes qu'était désespérante la croyance de l'ancienne Médecine en la fatalité héréditaire.

Avec la doctrine de nos pères, il n'y avait, contre le mal ancestral, place pour aucun recours, pour aucune manière de protection.

Avec les idées actuelles, il y a place : pour les secours d'une Prophylaxie avertie; pour toutes les obligations de l'Hygiène publique s'opposant, par la lutte antituberculeuse, à l'abâtardissement de l'individu, à la diminution de la famille, à l'amoindrissement de la population, comme à l'affaiblissement de la race. Les idées nouvelles invitent, cette fois encore, la Médecine à être *empêcheuse* d'infirmités, plutôt que *guérisseuse* de malades.

Les enfants hérédo-tuberculeux n'héritent pas seulement de dystrophies patentes, mais encore d'une **hérédo-prédisposition vis-à-vis du bacille de Koch**. Le fait, reconnu de tous temps, est maintenant incontesté, et l'on ne diffère vraiment que sur son interprétation pathogénique. Au second plan, se place la question de savoir ce que, dans leur fonds, ces prédispositions peuvent avoir, soit de spécifique et d'original, soit de général et de banal? Ceci est plutôt affaire d'École que de Pratique. Du moment que prédisposition tuberculeuse il y a, peu importe son essence; c'est de la chose elle-même dont auront à se soucier la Médecine pratique aussi bien que la Zootechnie; celle-ci, comme celle-là, dûment averties, se sentant mises en demeure de recourir à toute une série de règles prophylactiques.

Tous les hérédo-tuberculeux deviennent justiciables, en raison de leur prédisposition innée, d'une Hygiène thérapeutique particulière, qui devra les suivre à chaque étape de leur développement. Non seulement, on doit protéger ces enfants en les séparant, si possible, du milieu familial bacillifère; non seulement on doit, partout — milieux scolaires et professionnels — les garer de tous les contages des agglomérations des villes; mais encore, on doit renforcer leur terrain, afin qu'ils puissent, en dépit de leur prédestination, mieux résister aux occasions de contaminations familiales et sociales. Ils doivent devenir des ruraux, et c'est à eux que pensait **Grancher** dans son « OEuvre de préservation de l'Enfance contre la Tuberculose », OEuvre qui consiste à enlever l'enfant sain à sa famille tuberculeuse, pour le placer à la campagne, chez de bonnes gens d'une santé et d'une moralité éprouvées.

Ces prédisposés sont justiciables, le plus tôt et le plus longtemps possible, des colonies scolaires et des écoles de plein d'air, des colonies de vacances et des cures de montagne, des hôpitaux marins et des eaux chlorurées fortes, de la crénothérapie et de l'hydrothérapie, de la gymnastique respiratoire, et des médications justement classiques : huile de foie de morue, arsenic, etc.

*
* *

Il y a mieux encore à faire, que de traiter les enfants hérédo-tuberculeux; que de les garer de tout contage bacillaire, et de renforcer leur terrain; il faut s'ingénier à empêcher leur procréation par une bienfaisante **prophylaxie du mariage des tuberculeux.** En effet, mieux vaut prévenir, que guérir.

On ignore trop que la dystrophie héréditaire est un des modes les plus pernicieux du mal tuberculeux; et que, par elle, la tuberculose s'attaque communément aux sources mêmes de la vie. Aussi, en dépit de leur importance primordiale, les voies de pénétration digestive et respiratoire ne doivent-elles pas nous fermer les yeux sur la tuberculose congénitale.

Il est temps, que médecins, hygiénistes, puériculteurs, économistes et moralistes se persuadent bien de cette vérité méconnue, que, non contente de prélever sur la mortalité de l'enfance un énorme tribut, la dystrophie tuberculeuse héréditaire pèse lourdement sur la **natalité.**

Aussi, faut-il déclarer hautement que, par une lutte scientifiquement orientée, pratiquement ordonnée, la défense contre l'hérédité dystrophiante est non moins urgente que la guerre déclarée aux autres modes de pénétration de la tuberculose.

Cette prophylaxie de la bacillo-tuberculose dystrophiante innée, nos neveux la réaliseront le jour où, avant de fonder une famille, ils seront assez avisés pour s'inspirer des préoccupations de **sélection,** qui, président aux seules procréations animales, et sont si négligées dans les unions humaines; alors que, pourtant, de ces unions viriles ou maladives, doivent sortir des générations saines ou viciées, qui feront demain les peuples forts ou abâtardis.

Nos neveux auront moins à souffrir des tares héréditaires, quand l'Hygiène les aura convaincus : que ce n'est pas impunément, qu'individus, familles et société manquent à ses avertissements; qu'on n'a guère que les enfants qu'on mérite; qu'il est moins difficile de faire beaucoup d'enfants, que de les vouloir et les élever vivaces et robustes.

A ce titre, les considérations d'âge, de santé, d'antécédents morbides, de tares héréditaires, doivent tenir la première place dans les préoccupations matrimoniales. A ce titre, les débiles, les scrofuleux, tous ceux qui ont eu fort à souffrir de la tuberculose — qui, souvent, courent au mariage le lendemain du jour où ils ont fait valoir leur faiblesse de constitution pour échapper au service militaire — ne devraient se marier, qu'après une consultation et un examen qui, pour eux, ont besoin de se faire aussi attentifs, prudents et réfléchis, que pour les syphilitiques *guéris*, candidats au mariage.

Cette question du mariage se pose très différemment, pour l'homme tuberculeux et pour la femme tuberculeuse.

Si je me laisse aller à permettre le mariage à certains hommes tuberculeux, en apparence guéris, c'est parce que je sais que le futur époux, averti de son mal, pourra travailler à se maintenir en santé; c'est parce que, dès qu'il a enfanté, le tuberculeux n'a plus d'influence sur sa descendance; que, dès lors, le danger du mari tuberculeux réside seulement dans la menace de transmettre la tuberculose à sa nouvelle famille, à peu près au même titre que tout le personnel de la maison.

Au contraire, je suis plus craintif et circonspect vis-à-vis du mariage des jeunes filles tuberculeuses, les mères de demain. Pour elles, le mariage est plein de périls. Il y a danger, non seulement pour le mari, mais pour l'épousée; la maternité, l'accouchement, l'allaitement seront de lourdes charges pour la malade qui, trop souvent, succombera à la tâche. Il y a danger pour son enfant, car la « poitrinaire » est menacée de le procréer dystrophique? L'ovule n'était-il pas déjà entaché dans sa vitalité? Pendant neuf mois, la toxémie maternelle n'influencera-t-elle pas, *in utero*, le fœtus? Si l'enfant naît viable, et survit, la mère n'est-elle pas un danger permanent pour ce prédisposé; car ces bébés, élevés dans l'intimité du gynécée, trouvent près de la mère poitrinaire des occasions de contagion sans cesse renouvelées? Voilà pourquoi, je considère comme chose redoutable le mariage des jeunes filles poitrinaires. Tout le monde garde le souvenir d'histoires lamentables de mariages que trop de médecins n'ont pas le courage de formellement déconseiller. Combien de jeunes filles, autrefois atteintes de « bronchites » à répétition, d'hémoptysies ou de pleurésies; combien de jeunes filles, chlorotiques irréductibles, dont le mariage ne fut pas empêché par tolérance sentimentale, ne succombent-elles pas à leur deuxième ou troisième grossesse, laissant toute une lignée débile! Combien de ces mères bacillaires, ayant pu atteindre la vieillesse, n'ont-elles pas semé la tuberculose autour d'elles, perdant successivement petits et grands enfants de bacillo-tuberculose! Fonder une famille, n'est-ce pas trop souvent, pour ces malheureuses, encourir la malchance de créer et d'entretenir une véritable endémie de maison!

Ce sont pareilles éventualités que le médecin n'a pas le droit de taire au public qui les ignore. Le praticien doit, avec tact et mesure, donner aux familles intéressées conscience des risques et des responsabilités qu'elles encourent.

Tuberculose et mariage (tuberculose, à l'état de souvenir, d'actualité ou de suspicion) est une question de pratique médicale des plus difficiles et des plus délicates, dont la solution, pour se tenir à saine distance de l'optimisme et du pessimisme, demande froide circonspection, longue réflexion, expérience consommée.

Appelé à se prononcer sur un cas de tuberculose et de mariage, en se tenant aussi éloigné de l'intransigeance que de l'opportunisme; en étudiant et pesant chaque cas particulier, le médecin aura fait œuvre de saine prophylaxie, autant qu'il aura travaillé pour la santé et le vrai bonheur de toute une famille[1].

Quand on réfléchit à ce que le service des armées permanentes attend, et exige de la sélection, on frémit en voyant le peu de soin et d'examen qu'apportent les parents dans le choix des futurs époux.

Tuberculose et Mariage, comme Syphilis et Mariage[2], sont des questions d'Hygiène sociale : de leur solution épineuse dépendent, en grande partie, la sécurité des familles, comme l'avenir de la race.

---

1. **L. Landouzy**: Hérédité tuberculeuse, in *Revue de Médecine*, 1891, p. 430. — Aperçus de Médecine sociale, in *Revue de Médecine*, 1895, p. 973. — L'Évolution de la Médecine, et son rôle social au temps présent; discours à l'Association française pour l'avancement des Sciences : Congrès de Lille, in *Revue scientifique*, 7 août 1909.

2. **Alfred Fournier** : *Syphilis et Mariage*; *Hérédité syphilitique*, 1891.

* *

Des **prédispositions innées** des hérédo-tuberculeux, se rapprochent d'autres prédispositions **natives** : le *terrain blond-vénitien* de l'homme et des bovidés.

A ces prédispositions innées s'ajoutent nombre de **prédispositions acquises** : *variolisés, trachéotomisés, vir populeus*, etc.

Ces prédispositions ne sont plus « simples vues de l'esprit », puisqu'elles s'appuient sur tout un ensemble de preuves accumulées par la Médecine comparée et la Pathologie générale.

Permettant le diagnostic précoce de contamination bacillaire chez les prédéstinés, la notion de prédisposition servira toutes les individualités menacées, à la faveur d'une coqueluche, d'une rougeole, d'une fièvre typhoïde, d'une pénible convalescence ou d'une longue stabulation en milieux hospitaliers.

Au même titre que les dystrophiques héritiers de poitrinaires, les *vénitiens*, les variolisés, les trachéotomisés doivent fuir les milieux urbains, les collectivités, les industries à poussières, le métier d'infirmier, etc., dans lesquels s'accumulent les sources et les occasions de contage.

La doctrine, en pareille occurrence, ne dicte pas seulement la prophylaxie individuelle et familiale, elle impose aux Administrations hospitalières l'obligation immédiate d'isoler les phtisiques, pour ne plus exposer nombre de malades, séjournant dans des salles communes, à voir leur prédisposition menaçante devenir réalité.

* *

La moralité de ce Rapport sur l'**Hérédo-tuberculose** et **les Prédispositions** (comme la moralité des Études sur les autres voies de pénétration de la tuberculose) est, encore et toujours, *la lutte contre le bacille*; et comment en irait-il autrement, puisque, pour natives que soient la tuberculose dystrophiante et les prédispositions : celles-ci, comme celle-là, proviennent d'une contamination **médiatement** acquise ?

Quand la Prophylaxie aura accompli son œuvre, Fécondité, Beauté, Vitalité seront rendues à la femme, à l'enfant, à la race. L'homme, échappant à la critique de Montaigne : « il n'est pas assez chestif si, par art et par estude, il n'augmente sa misère », s'ingéniera, par la Sé-

7

lection d'abord, et par la **Puériculture** ensuite, à pourvoir sa descendance de vigueur et de résistance : la Puériculture étant comprise dans son acception la plus large, telle que la veut son apôtre le professeur **A. Pinard**, « puériculture avant la procréation; puériculture de la procréation à la naissance; puériculture après la naissance ».

Ainsi, l'hominiculteur réalisera pour sa lignée, ce que réussissent les sériciculteurs depuis les travaux de Pasteur.

De l'ère pastorienne, en effet, date toute une race de vers à soie qui ne connaissent plus ni la pébrine, ni la prédisposition héréditaires. Cette race est obtenue, on le sait, d'une part, en sélectionnant la graine; d'autre part, par plus d'espace, plus d'aération, plus de propreté, meilleure alimentation, largement dispensés aux vers à soie..... toutes choses, dont la parcimonie entretient dans les crèches, dans les écoles maternelles, comme dans la famille, la débilité congénitale de nos enfants, et sert leurs prédispositions.

Pour terminer et pour résumer en trois phrases, les conclusions doctrinales et pratiques de mon Rapport, je dirai :

L'Enquête de Bruxelles sur **la Tuberculose congénitale et les Prédispositions**, comme, à Vienne les Études sur les **Voies de pénétration digestive** et **respiratoire**, apportent de nouvelles raisons d'affirmer l'orientation de la lutte mondiale antituberculeuse.

La sauvegarde des futurs époux, porteurs de germes; la sauvegarde des prédisposés, jusqu'à hier jetés, par l'idée de fatalité, dans l'inactive désespérance, réside encore et toujours dans **la lutte contre le bacille**.

Cette lutte sera scientifiquement et partout enseignée, de façon que l'Hérédo-tuberculose et les Prédispositions ne soient, nulle part, envisagées : ni avec une indifférence pernicieuse aux individus, aux familles et à la société; ni avec une peur inconsidérée, mauvaise et inhumaine conseillère.

Paris. — L. MARETHEUX, imprimeur, 1, rue Cassette. — 5548.

www.ingramcontent.com/pod-product-compliance
Ingram Content Group UK Ltd.
Pitfield, Milton Keynes, MK11 3LW, UK
UKHW022105070726
13613UKWH00002B/944